長生きしたけりゃ 肝機能を 高めなさい

肝臓専門医
浅部伸一

アスコム

疲れやすい人、疲れがなかなか抜けない人
太りやすい人、体重が増えているのが気になる人
アルコールをたくさん飲んでいる人
とにかく、体に悪い食生活をしていると思っている人

でも、それほど体の不調を感じていない――。

そんな人こそ、
ぜひこの本を読んでください！
肝臓が悲鳴を上げているかもしれません。

肝機能は、あなたが健康でいるために不可欠です。
でも、その要《かなめ》の肝臓は、調子が悪くなっても自覚症状は皆無。
だから、「大丈夫だ」と思い込むのはとても危険です。

「痛くもかゆくもない」と安心している間に、
着々と悪化しているのです。

もし、あなたが
健康で長生きをしたい
と思っているなら、
肝臓の「毒だし力」を上げて
内臓脂肪とコレステロールを排出しましょう。

はじめに

知り合いが肝炎や肝臓がんになったと聞いたとき、これといった根拠もなく、「ああ、お酒を飲みすぎたんだな」と思ったことはありませんか。

昔から、お酒が好きな人は肝臓を悪くするといわれてきました。しかし、いま肝臓治療の現場では、普段はお酒は飲まないという患者さんが増えているのです。

そうです。**肝臓にダメージを与えるのはアルコールだけではありません。**

また、肝臓の病気は男性に多いといわれていました。ところが、最近では女性の患者さんも増えています。

肝臓は、私たちが生きていくうえで不可欠な機能を担っています。にもかかわらず、肝臓の働きや病気についての知識・情報は、残念ながら世の中に広く行き渡っていないようです。

肝臓が行う重要な仕事に「代謝」と「解毒」があります。「解毒」とはすなわち、体の「毒出し力」です。

「免疫」の仕事もしています。新型コロナウイルス感染症が蔓延したことで、「免疫力」に注目が集まりました。免疫とは、ウイルスや病原菌といった異物が体内に侵入してきたときに働いて、体を守ってくれる生体反応のことです。

代謝、解毒といったシステムが私たちの体には備わっていて、病気などの不調を自分で治す力になっています。その大切な仕事をしているのが肝臓なのです。

私たちは毎日、肝臓を酷使しています。**肝臓は、栄養を蓄えたり、エネルギーに変えたり、有害物質を排出して毒出ししたりと、人間が生きていくのに不可欠な機能を担っています。これを「肝機能」**といいます。

本書では、肝機能についてわかりやすく説明しています。

「脂肪肝」という言葉を聞いたことがありますか。

脂肪肝とは、肝臓の細胞に脂肪が蓄積した状態のことです。脂肪肝が進行すると、肝炎や肝臓がんを発症するリスクが高まります。

肝臓は病気になっても、なかなか自覚症状があらわれません。そのため「沈黙の臓器」と呼ばれています。症状が出てきたときには、すでに多くの場合、かなり深刻な状態になっています。

だから、**肝炎や肝臓がんに進む前の、脂肪肝の段階で肝臓のケアを始める必要があるの**です。幸いなことに、脂肪肝は予防もできますし、たとえ脂肪肝になっていても改善することができます。

肝臓は強い臓器です。ダメになるぎりぎりまで悲鳴を上げません。倒れる寸前まで文句もこぼさず、しっかり働きます。まるでブラック企業の社員のような臓器です。大切にいたわってあげましょう。

本書でおすすめする**「12時間肝臓ダイエット」**は、**効果的な肝臓ケア**です。シンプルなやり方で脂肪肝を改善し、肝機能を高めることが可能です。

ただし、すでに「肝硬変」に進んだ方には、ダイエットは逆効果となり、危険です。これについては第5章でも詳しく触れるので、該当する方はしっかり読んでください。

「12時間肝臓ダイエット」をはじめ、本書で推奨する肝臓ケアの内容は、病気に至る前の予備軍の方を対象とするものであり、健康な方が肝機能を高めるための方法です。病気と診断された方は必ず主治医の方針に従ってください。本書を読んで病気の疑いがあると思う方は、専門医に相談することをおすすめします。

この本は、肝機能が衰えがちな方、肝臓が悪くなっている可能性がある方、あるいはすでに悪くなっている方に、まずは体の中で何が起きているのかを、そして脂肪肝という警報サインに気づいたときに、肝機能を回復させるために何ができるかをお伝えします。

本書によって、皆さんの肝臓が大事にケアされることを願っています。

肝臓ケアは、きっと皆さんの健康にダイレクトにつながります。

もくじ

プロローグ

あなたの肝機能は大丈夫？

第1章 長生きするために、肝機能を上げる

第2章 「肝臓の肥満」は早死にへの第一歩

第3章 毒出し力を上げて長生きするための食事術

毒出し力を上げるために摂ってほしい食材

女性ホルモンが肝臓を守っていた

毒出し力を高める野菜の上手な摂り方とは

酒飲みには「休肝日」よりも「総量規制」が効果的

毒出し力をキープする生活習慣

第4章 キレイな腸は肝臓を元気にする

ポイント③　善玉菌を増やす食事をしよう　177

第5章　肝機能を落とす病気

プロローグ

あなたの肝機能は大丈夫？

肝機能こそ、あなたが長生きするために大切なこと

生物としての寿命は40歳まで

いきなり、こんな話をして申し訳ありません。

驚くかもしれませんが、生物としての人の寿命は40歳程度とされています。

40歳とは、すでに子どもを産んで成人ぐらいまで育てた年齢です。生物として種《しゅ》を保存していくためには、それ以上、生きる必要はないというわけなのです。

もちろん私たちは、単に生物として生きているのではなく、社会的な存在でもあり、医療を含めて文明の発達した世界に生きています。本来の生物としての寿命を超えて生きることができ、生きたいと願っています。

長生きができるようになると、原始的な生物としての人間がもっとも必要としていたものがマイナスの要素になってしまいました。

その筆頭が、「脂肪」です。

人間は飢餓の時代を生き抜くために、余分な栄養分を脂肪として蓄えていました。

本来、脂肪は安全で確実な貯蓄物でした。仮に過剰になったことが原因で炎症が起きても、40歳で寿命を迎える時代には問題ありませんでした。

けれども、現代は40代で炎症が起こると50代で病気になります。血管が弱っていくのも、がんができるのも、多くの原因は炎症だといわれています。

つまり、**40歳を超えて生きようとするならば、意識して炎症を抑えていかなければならない**、ということです。

生物学的な寿命を無視し、生物の摂理に反して生きようとしている私たちです。

そういう矛盾や無理のあらわれが、いわゆる「成人病」であり、「生活習慣病」です。脳卒中、がん、心臓病のリスクに怯《おび》えたり、すでにリスクの軽減に取り組んでいる方も多いと思います。

ところで、肝臓について何かケアをしていますか。ほとんどの方が気にしたこともないのではないでしょうか。

肝臓のことを気にすることがあったとしても、多くの方が「自分はお酒に強いから肝臓も強い」と考えたりしていませんか。

逆に「お酒は飲まないから肝臓は大丈夫」などと、酒量にからめた思い込みをしていたり。

あるいは、せいぜい「お酒をたくさん飲んだときはサプリを摂っておく」といったエビデンスに乏しい努力をする程度だと思います。

このままいくと、かなり危険です！

あなたの肝臓は悲鳴を上げていないか

冒頭で「脂肪肝」について触れました。もしかすると、「実は脂肪肝なんです」という方が身近にいるかもしれません。

脂肪肝とは「肝臓に脂肪がたまった状態」です。これもまた生活習慣病です。詳しくは第2章で解説しますが、実はすでに「脂肪肝の予備軍」になっている人はとても多いのです。

脂肪肝は、お酒が原因のタイプを除けば、30歳ぐらいから増えてきます。統計によると、現代の日本では、**成人男性の3人に1人、女性の5人に1人が脂肪肝になっています。そして、脂肪肝の予備軍は2人に1人**ともいわれています。もはや「国民病」と言ってもいいのが現状です。

怖がらせたくはないのですが、「自分は大丈夫」と思い込むのはとても危険です。なぜなら、肝臓は自覚症状が出ない「沈黙の臓器」だからです。

「痛くもかゆくもない」ので安心している間に、体の中では着々と脂肪肝が……、という事態になっていないとは限りません。

そして、体が悲鳴を上げる頃には、肝臓はすでに末期的な状態に陥っているのです。

肝臓といえば「お酒」、というのは大きな誤解

体の中でいちばん大きな臓器は何か

ここで、クイズです。

「肝臓は、体の中で○○○○○○○臓器である」

この、○○○○○○○に当てはまるのは、次のどれでしょうか。

① いちばん大きな

② もっとも温度が高い

③ 腸と直でつながる

正解は①と②と③。すべて当てはまります。

まず、肝臓は体内で「最大の臓器」であり、さらに「最重量の臓器」です。

大人の肝臓は1～1・5kgもの重さがあります。人によって違いますが、おおよそ適正体重の50分の1だと思っていいでしょう。

肝臓は、臓器のなかでも重量級の選手です。**たくさんの仕事があって、しっかり働いているから、肝臓は大きくて重い**のです。

驚くべきことに、肝臓は約2500億個もの「肝細胞」という細胞でできています。その肝細胞の中で働く「酵素」は、なんと2000種類以上もあります。

そして、「肝臓の温度」は41℃以上もあります。私たちの平熱は36～37℃台ですから、ずいぶん高いと思いませんか。

それもまた、肝臓がたくさんの仕事をこなしているからです。

さらに、肝臓は腸と直につながっていて、「腸にもっとも近い臓器」なのです。

健康や長生きのためには「腸内環境がとても重要」ということは、広く知られるようになってきました。「腸活」といって、腸内環境を整える努力をしている方も多いようです。

それはそれで素晴らしいことですが、一方で肝臓のケアをおろそかにしていたのでは、健康効果は十分に発揮されません。

専門家による最新の研究で、**「腸内環境をよく保つこと」と「肝臓の健康を保つこと」の間には深い関係があることが、次々に明らかになっています。**

体の毒出しをになう優良な「化学工場」

いかがですか。肝臓のことを「お酒を飲みすぎると悪くなる臓器」くらいにしか思っていなかった方には、新鮮なお話だったのではないでしょうか。

肝臓はお酒を飲むか飲まないかに関係なく、誰にとってもたいへん重要な臓器です。

では、肝臓には「たくさんの仕事があって、しっかり働いている」と書きました。いったいどんな仕事をしているのでしょうか。

肝臓は、いわば「化学工場」です。それも、大規模で、安定経営の、非常に優良な化学工場です。びっくりするかもしれませんが、この工場の中で行われている仕事を細かく数えていくと、500ぐらいあります。

肝臓以外の臓器の仕事は、もっと小規模で、作業内容は限られています。あえて単純にいいますと、たとえば「腎臓」は尿を作って、不要な老廃物を体の外に出します。「膵臓」はインスリンというホルモンと膵液という消化液を作ることが主な仕事です。「心臓」といえば、ご存じのようにほとんど血液のポンプです。

実際にはもう少し複雑な仕事をしているのですが、ほとんどの臓器はこのように働きが特化されているといえます。

でも、肝臓は違います。**肝臓ほどたくさんの、そして複雑な働きをしている臓器はほかにありません。**

肝臓は生命の最後の砦である

肝臓の働きは、大きく分けると、次の3つです。

・代　謝　体内で起きている「代謝」の大半は、肝臓が担っている
・解　毒　いわゆる「デトックス」「毒出し」も、ほぼ肝臓だけが担っている
・胆汁の製造　「胆汁」というものを作る機能は、肝臓にしかない

肝臓が弱ると、これらの機能が麻痺してしまいます。こうなると、もはや肝臓だけの問題ではありません。生命の維持に直結するレベルの大問題です。

腎臓や心臓は、歳をとればどんどん弱っていきます。血管もそうです。

ですが、肝臓は違います。ほかの臓器の老化が進んでも、そう簡単にはダメにならないのが肝臓です。

さらに、肝臓の特徴のひとつに「再生しやすい」ということが挙げられます。肝臓の細胞は、壊れても再生する力が強いのです。

まさに、人体の最後の砦のような臓器なのです。

ただし、一度肝臓が悪くなれば、話は違います。

健康な人でも、ときには体調を崩します。「胃の調子が悪くて」「のどが少しヘンな感じ」「なんだかダルい」などと言う人はたくさんいますね。

けれども、「今日は肝臓の調子がイマイチだ」と言う人はいません。

たとえ肝臓に問題があっても、それを自覚することがほとんどないからです。肝臓はとても重要な臓器であるにもかかわらず、私たちは肝臓の調子を体で感じることができないのです。

だからこそ、この本を読んで、もっと肝臓のことを知ってもらえればと思います。

肝臓が病気になったらもう手遅れ？

肝臓は丈夫です。その細胞の一つや二つに何かあっても、強い再生力で元に戻ります。でも、だからといって安心しないでください。

ぜひ知っておいてほしいのは、**肝臓は「悪くなっても症状が出にくい」**ということです。機能が弱っても自分ではわかりにくく、健康診断の数値を見ても診断しにくいのが肝臓の厄介なところです。

肝臓の病気にもいろいろありますが、どれも初期には症状がほとんど出ません。胃や腸や心臓などと違って痛みが出ることもまれなので、よく「沈黙の臓器」と呼ばれます。

なぜ、悪くなっても痛みを感じないのでしょうか。それは、肝臓の中には「自律神経」は走っているものの、痛みを伝える「知覚神経」が肝臓の表面にしかなく、肝臓の中まで来ていないからです。

ですから、たとえ「脂肪肝」や、お酒やウイルスが原因でなった「肝炎」のような病気が潜んでいても、痛みを感じないのです。本人が自覚できるようなはっきりした症状がなかなか出ないので、肝臓の不調に気づくことができません。知らないうちに徐々に悪くなっていき、**かなり悪くなってから初めて自覚できる症状が出る**わけです。

かなり病気が進まないと自覚症状として出てこないのが、肝臓という臓器の特徴です。「痛くないから」「なんともないから」といって安心してはいられないのが、「沈黙の臓器」と呼ばれるゆえんです。

「酒飲み」「食べすぎ」「運動不足」は最恐の3点セット

病院で「お酒を飲みすぎてなんだか調子が悪いから、肝臓の数値が悪いはず」などと訴える人もいますが、それは思い込みにすぎません。飲みすぎて調子が悪いと感じるときでも、実際は肝臓の機能が極端に落ちているのではなく、ほかのところがダメージを受けている可能性のほうが高いのです。

ただし、大量のお酒をずっと飲み続けている場合は、「肝炎」という状態になっている可能性があります。それは「昨日飲みすぎたから、今日の肝臓の調子が悪い」のではなく、すでに肝臓が病気にかかっているのです。

肝臓が「沈黙の臓器」で、悪くなっていても自覚症状が出にくいことはもうお伝えしました。

もしも「食欲がない」「お腹が張る」などの症状が、本当に肝臓からきているとしたら、すでに深刻な状況です。肝臓がかなりのダメージを受けていて、肝炎や肝硬変になってしまっています。

自覚症状が出てから病院に行くのでは「遅い」ということをぜひ覚えておいてください。

肝臓といえば「お酒」と結びつけて考える人が多いと思いますが、それだけでは誤ったイメージです。肝機能が低下したり、肝臓の病気になりやすいのは、お酒を飲む人よりも、むしろ**「太っていて、運動をしない人」**のほうです。

実際、お酒が原因ではない肝臓病になる人のほうが、お酒が原因で肝臓病になる人よりも多いのです。特に「運動をしない、肥満気味の人」が肝臓病になっています。

ですから、お酒をよく飲み、肥満気味で、運動不足の人は、かなりマズいと思ってください。現在、日本では**成人の4人に1人が肥満**だという報告もあります。

少し脅迫めいたことを述べましたが、でも安心してください。健康な肝機能が弱らないように予防することも、少し弱った肝機能を回復させることも、この本に書いている食生活のちょっとした工夫でできます。ぜひ実践してください。

第1章

長生きするために、肝機能を上げる

肝機能を高めたければ、肝臓から脂肪を落としなさい

「肝臓の肥満」が肝機能を低下させる

肝臓は体にとって重要なだけに、かなり余裕をもって設計された強い臓器です。再生力も高いので、ちょっとやそっとではダメになりません。

そんな肝臓でも、歳とともに弱ります。肝細胞の数が減っていき、全体のサイズも小さくなって、肝機能も落ちてきます。

どんなに頑丈な人でも、必ず老いて衰えるのと同じです。肝臓がいくら強い臓器でも、過信せず、いたわってあげてください。

かつては、「酒飲み」の人は特に注意が必要だといわれていました。でも、そ

れは少し古い考え方です。「酒飲み」でない人でも、「食べすぎ」「運動不足」の人は肝臓に負担をかけています。

肝臓を酷使するか、いたわるか。肝機能を落とさず維持できるかどうかは、あなたの日常生活にかかっているのです。

ここではっきりいいます。

長年、**「酒飲み」「食べすぎ」「運動不足」という生活を送ってきた人の多くは、肝臓が「肥満」しています。**

肥満といっても大きくなっているわけではありません。肝臓の細胞に脂肪がたまっている状態です。医学用語では「肝臓の脂肪化」といいます。脂肪でブヨブヨになった肝臓。これが「脂肪肝」です。

肝臓は、肝細胞がしっかり働くことで肝機能を維持します。**肝細胞に脂肪がたまっていくと、肝機能はどんどん落ちていきます。**

「肥満」の原因が「お酒」なら、節酒・禁酒をしましょう。

原因が「食べすぎ」なら食事制限を、「運動不足」なら運動をしてください。活発なウォーキングなどの運動を1日に30分以上続けると脂肪肝が改善するという筑波大学の研究もあります。

アルコールの摂りすぎによる肝臓の肥満は、節酒・禁酒をすれば、半年ほどで改善するといわれています。

また、運動などをして生活習慣を見直すことで肝臓の肥満の改善を目指す場合も、成果が出るまでには半年程度かかるといわれています。

そうです。結局、**すべての生活習慣病に共通する対策と、肝臓の肥満を解消する方法は同じ**なのです。

でも、いままでお酒を飲んできた人に、お酒を減らせといっても、なかなかできないでしょう。いままで、運動をほとんどやってこなかった人にウォーキングをすすめても、三日坊主になってしまうでしょう。

「それなら、もう耳にたこだ」「わかっているけど、できない」と。

ここで本を閉じたくなった方、心配ありません。今度こそ、実践できる方法をお伝えします。

12時間の「断食」で肝臓の脂肪を落とす

まず、「体重を落としたい」「脂肪を減らしたい」「キレイに痩せたい」と思っている人のために、脂肪が落ちる仕組みについて解説しましょう。

結論から言うと、**「断食」すれば脂肪は消費されます。**

実際、減量をすると、悪くなりかけた肝機能が改善することははっきりわかっています。体重を7％減らせば肝細胞から脂肪が減少して脂肪肝が改善し、10％減らせば肝臓の肥満が改善するというデータがあります。

では、脂肪が落ちる仕組みを解説しましょう。

某食品メーカーの社名の語源にもなった「グリコーゲン」は、ブドウ糖がたくさんつながった物質です。グリコーゲンは体のエネルギー源になりますが、ふだんは肝臓と筋肉の中に貯蔵されています。

断食して、体の細胞にあったエネルギー源がなくなると、肝臓に蓄えられたグリコーゲンが、ブドウ糖に変換されます。筋肉中のグリコーゲンも消費されます。

つまり、肝臓と筋肉に蓄えられたグリコーゲンが減っていくわけです。そうなると、脂肪が主なエネルギー源として使われるようになります。

脂肪を余分に蓄えている人の脂肪が減っていく瞬間です。

「断食」というと、修行僧のようなつらいイメージをもつかもしれません。また、近年〝意識の高い〟人たちの間で注目されている「ファスティング」のような複雑なプログラムを想像するかもしれません。

でも、この本で紹介する「12時間肝臓ダイエット」は違います。

① 12時間、何も食べない
② 週1日だけでもいい
③ お腹がすいたときは大豆を食べるといい

守るのは、これだけです。肝臓ダイエットで断食をしている12時間以外は、何をどれだけ食べても、お酒を飲んでも構いません。

また、この12時間には睡眠時間も含まれます。

たとえば、いつも6時に朝食を食べるとしたら、夕方6時までに夕食を終えておく。夜はいつもどおりに食べて、朝食を抜く。あるいは、「仕事や家事が忙しくて、昼食を食べそこなった」というときもあるでしょう。これでも立派な断食になります。

12時間の肝臓ダイエット中、水分の摂取は自由です。ただし、水やお茶などゼロカロリーのものが理想です。どうしても我慢できなければ、慣れるまで人工甘味料使用のドリンクも可です。

「そんなにゆるくていいのか」と思われたかもしれません。これは逆に「だからいい」のです。

どんな健康法、ダイエット法も「継続」しなければ効果は出ません。むしろ「継続しよう」という意識も消えて、「習慣」として定着し、無意識にできるようになってこそ、最強の健康法といえます。

お助けフードは煎り大豆

空腹が気になるときは、**「お助けフード」として少量の大豆**をおすすめします。

節分の豆まきで使うような、煎っただけの、味付けしていないタイプが理想です。季節外でも、ネットショップなどで探せます。小袋に入ったものなら、携帯にも便利です。

多少、味付けされた大豆でもいいですが、おいしすぎると、かえって食欲が増してしまいがちです。また、調味料や油によってカロリーが高くなるのも気になります。12時間中は、トータルで200キロカロリー以内におさめましょう。

なぜ、大豆がいいのか。理由は3つあります。

まず、**腹持ちがよく、空腹が感じにくくなる**からです。煎り大豆は特によく噛むことになるので、いっそう空腹感が紛れます。

次に、大豆は植物性タンパク質の代表だからです。

ダイエットをすると、大切な筋肉まで落ちてしまいます。**筋肉を維持しながら効率よく脂肪だけを減らすためには、タンパク質が欠かせません。**

「だったら、プロテインのドリンクなどで補えばいいじゃないか」と思う方もいるかもしれません。確かに、それも一理あります。プロテインを飲むと肝機能の数値が上がる、という報告もあるほどです。

ですが、栄養は加工されたものからではなく、なるべく自然な食品で摂るべき、というのが私の考えです。すでにプロテインを摂取している方も、ぜひ大豆をプロテインの代わりにしてみてください。

空腹を抑えるための「お助けフード」としてならなおさら、噛んで食べる大豆のほうが好ましいといえます。

「だったら、鶏ささ身あたりでもよさそうだ」と思った方、ちょっと待ってください。

大豆をすすめるもうひとつの理由は、植物性タンパク質だからです。実は、ドイツの研究機関がまとめた論文によると**「非アルコール性脂肪肝の人が植物性タンパク質を摂取したところ、肝臓の脂肪が減少した」**という報告もあります。

植物性タンパク質で、腹持ちがよく、手軽にいつでもどこでも食べられる煎り大豆を、空腹に慣れるまでの「お助けフード」として採用してみてください。

慣れてきたら「お助けフード」は手放して、断食をしている12時間以外の時間に、大豆や大豆製品を積極的に食べるよう心がけましょう。

なぜ「12時間」で肝臓の脂肪が落ちるのか

「断食」は、アメリカの医学界で研究が進められてきました。アメリカといえば、成人の73%が過体重（身長に対して重い体重）というお国柄です。

アメリカでは「断食」は、食べすぎ（糖質の摂りすぎ）が原因とされる2型糖尿病の治療法としても公式に認められています。

日本でも「16時間断食」を実践している人が増えているようです。

この「16時間断食」は、ダイエットとともに健康効果を狙っています。しかし、本書で紹介する「12時間肝臓ダイエット」は、**肝臓の脂肪を落とすことが目的なので、より実践しやすいように「12時間」のダイエット法**にしています。

なぜなら、12時間の断食で十分だからです。

ここで改めて、肝臓と脂肪の関係を見てみましょう。

食事で摂った脂質は体を動かすエネルギーとして消費されます。ただ、現代日本人の食生活では、すべて消費されることはなく、たいてい余ってしまいます。

その余った脂肪は、どこに蓄えられるのか。

筋肉、そして肝臓です。

さらに、肝臓と筋肉におさまりきらなかったぶんは中性脂肪として脂肪細胞に蓄えられます。それがどんどん増えていき、肥満を招くというわけです。

つきすぎた脂肪、特に内臓脂肪からは、悪玉ホルモンが分泌されます。悪玉ホルモンは慢性的な炎症状態を引き起こし、肝機能の低下にも影響します。がんを発症する場合さえあるのです。

そんなことにならないように、まず、食事で摂取するカロリーを減らす必要があります。「12時間肝臓ダイエット」をすると、食事の回数は1日3食から2食に減ります。これだけで**摂取カロリーを減らすことができます**。そうすると消費されるエネルギー量のほうが上回るため、脂肪細胞や、筋肉、そして肝臓に蓄えられる脂肪の量をかなり抑えることができます。

一方、食後10時間ほどたつと、エネルギー源として肝臓に蓄えられた糖がなくなるため、脂肪が分解され始めます。

つまり、「12時間肝臓ダイエット」をすることで、摂取カロリーが減ると同時に、分解される脂肪が増えるので、脂肪に対する攻めと守りを同時に行えます。

特に**内臓脂肪は、皮下脂肪に比べて落ちやすい**という特徴があります。週に1回でも断食状態を作ると、効率的に肝臓の脂肪を落とすことができるでしょう。

「12時間肝臓ダイエット」はなぜ体にいいのか

食後12時間から血液中の糖質が20%ダウン

現代日本人の食事は、脂肪だけでなく、糖質も多くなりがちです。糖質と炭水化物という言葉はよく同義語に使われますが、糖質は炭水化物の一種です。

この糖質も「中性脂肪に変わりやすい」という特徴があり、肥満の大きな原因となります。また、糖質の摂りすぎは、さまざまな体の不調を招きます。なかでも、もっとも強く影響を受けるのは肝臓だ、という研究者もいます。

恐ろしいことに、**糖質は肝臓に異常に脂肪がたまる脂肪肝の原因**になります。脂肪肝を放置すると、肝機能が低下するばかりか、肝硬変や肝臓がんを引き起こすこともあります。

糖質オフのために、ご飯などをセーブしている方も多いようですが、糖質はあらゆるところに潜んでいます。市販される総菜の加工食品や原材料名を見ると、ほとんどすべての食品に糖質が含まれています。

成人が一日に必要とする糖質は170gといわれます。茶碗一杯のご飯（白米）の糖質が50g程度ですから、普通に1日3食を続けているとすぐに超えてしまいます。

幸い肝臓の脂肪は比較的落ちやすいため、軽度の脂肪肝なら、原因を取り除けば改善できます。脂肪肝の原因のひとつ、つまり糖質過多を避けるためにも、週に1度は「12時間肝臓ダイエット」を実践することをおすすめします。

1日3食が**1日2食になれば、おのずと糖質の摂取量が減ります。**「こちらは糖質が多いから食べてはダメ」「こちらは食べても大丈夫」などといちいち考えなくてすみます。

また、**食事の時間をあけることで血液中の糖質も下がる**ので、一石二鳥です。

食後、肝臓は何時間も働き続けている

毎日3食を続けていると、肝臓は休む暇がありません。

というのも、**胃腸、そして肝臓が食べた物を消化するのには、何時間もかかる**からです。1日3食の食生活では、本来処理できる量をはるかに超えた食べ物が、ひっきりなしに運ばれてきます。当然、肝臓は絶え間なくフル稼働しなければなりません。こうなると、いくら丈夫に設計された肝臓といえども、さすがに疲弊して、肝機能が落ちてしまう可能性があります。

肝臓は消化・代謝、解毒といった重要な役割を担っています。消化のためにギリギリまで働かされている肝臓は、実は胃腸以上に疲れているといわれます。

疲労によって肝機能が低下すると、毒素が分解できない、老廃物を排出できない、免疫力が低下する、作られるエネルギーの量が減るなど、さまざまな問題を引き起こし、体が疲れやすくなります。

肝臓は自覚症状というサインをめったに出しませんが、もしも食べた後に眠気や疲れ、だるさを感じたら、それは肝臓が発している「処理能力オーバー」の警告かもしれません。

食後は、消化のために血液が胃腸に集まり、また血糖値も上昇するので、多少は眠くなったりするものです。しかし、ひどい眠気や疲れ、だるさを感じる場合は、肝臓が弱っている可能性があるのです。

週1回でも「12時間肝臓ダイエット」を行い、食べる時間の間隔をあけて、肝臓をしっかり休ませてあげましょう。休息をとることで肝臓は本来の機能を取り戻します。

食後12時間でもオートファジーが活発化する

最新研究では「オートファジーが起きないと脂肪肝になる」という報告もされています。

オートファジー（自食作用）とは、古くなった細胞が新しく生まれ変わる仕組みです。オートファジーが起こると、肝臓は細胞レベルでよみがえります。オートファジーで機能低下はもとより、不調や病気、老化の原因となる因子を除去することができるのです。

そもそも断食が日本の医学界で注目を浴びるようになったきっかけは、2016年、東京工業大学の大隅良典栄誉教授がノーベル生理学・医学賞に輝いたことでした。大隅博士はオートファジーの仕組みを解明した研究者です。

オートファジーを最大限に働かせるには16時間の断食が理想的とされていま
す。
人体には、もともと一定の「恒常的オートファジー」が備わっています。この「恒常的オートファジー」に、食後12時間から「誘導的オートファジー」が加わって、ぐんぐんと右肩上がりに活発化していきます。

「12時間肝臓ダイエット」に慣れたら、ときどき、16時間に延長してみるのもいいでしょう。

16時間と聞くと長いように思うかもしれませんが、日本人（10歳以上）の平均睡眠時間は7時間40分（「平成28年社会生活基本調査結果」総務省統計局）です。ということは、8時間くらいは床についている人がほとんどでしょう。

睡眠時間をうまく組み込めば、16時間でも難なく実行できるはずです。

ケトン体は炎症や活性酸素から体を守る

「12時間肝臓ダイエット」を行って**空腹の時間を長くすると、体内で「ケトン体」という代謝産物が増加します。**

ケトン体とは、体内で脂肪が使われるときに脂肪から作られる物質で、エネルギー源にもなります。

ものを食べてから12時間ほどたつと、肝臓に蓄えられた糖や血液中の糖が完全に消費されて、代わりに「アセト酢酸」「βヒドロキシ酪酸」「アセトン」が、エネルギー源として使われるようになります。

この3つをまとめたものがケトン体です。

ケトン体が出ているのは体臭で分かります。ケトンという物質には甘酸っぱい独特の匂いがあるからです。

ケトン体には、炎症や活性酸素から神経細胞を保護する働きがあります。

炎症が肝機能など体のパフォーマンスを落とし、病気につながることはすでにふれました。活性酸素は「体のさび」と呼ばれ、細胞の老化を引き起こし、やはり肝機能の低下や、さまざまな病気の原因になります。

活性酸素の多くは、細胞内のミトコンドリアで作られます。古く、質の悪いミトコンドリアからは活性酸素が多く発生し、逆に、新鮮で質のいいミトコンドリアでは活性酸素の発生が抑えられます。

断食によってオートファジーが働き、古くなったミトコンドリアが新しく生まれ変わると、発生する活性酸素の量が減ることになります。同時に、ケトン体が増えれば、発生してしまった活性酸素から肝臓が守られます。

「12時間肝臓ダイエット」は肝臓を細胞レベルでケアすることができるのです。

腸と肝臓は表裏一体、だから腸内環境も改善

肝臓は「沈黙の臓器」です。肝機能が低下しても自覚症状があらわれません。同様に、肝機能が上がってもなかなか実感しにくいものです。

「12時間肝臓ダイエット」の効果を最初に実感できるとしたら、**便秘や下痢の改善など、腸の働きの正常化**でしょう。

体内の免疫細胞や抗体の6割以上が腸に存在しているといわれます。それらが健全に働けば、がんや感染症、アレルギーなどの病気、肌の不調や体臭などのトラブルまでも遠ざけます。

また、腸内環境が悪化すると脂肪がつきやすくなります。ビタミンやミネラルといった脂肪の燃焼に必要な栄養素の吸収も関係しているといわれています。

腸の働きを低下させる原因はいろいろありますが、筆頭は「食べすぎ」です。週1回の「12時間肝臓ダイエット」でも、それは大きく改善されます。

また、「12時間肝臓ダイエット」によって活性化するオートファジーが腸上皮幹細胞の維持や再生を促します。腸上皮幹細胞は消化・吸収や、免疫に関わる重要な細胞です。

なにより、腸と肝臓は切っても切れない関係です。これについては、第4章で詳しく述べますが、**肝機能を上げながら腸内環境も改善できる「12時間肝臓ダイエット」は、たいへん効率的な健康法**といえるのです。

全身の健康と長寿をもたらす「12時間肝臓ダイエット」を習慣化しましょう。

さて、次からは、肝機能とはどんなものなのか、その重要な働きを詳しく見ていきましょう。

肝臓はこんなに働いている

体内の「糖質」は肝臓が調整している

肝臓のメインの働きは「代謝」です。代謝とは、簡単にいうと「体に必要な物質を、細かく分解したり、逆に合成したりすること」です。**「代謝＝分解や合成」**と覚えておくといいでしょう。

代謝によって、体内に摂り込まれた栄養素は化学変化を起こし、体に役立つ形に作り替えられます。

また、物質が合成されたり分解されたりするときには、エネルギーが吸収されたり放出されたりします。「エネルギー変換」と呼ばれるこの現象も、代謝のひとつです。

代謝という働きは、けっして肝臓だけが担っているわけではありません。けれども、代謝の重要な部分を圧倒的にたくさん担っているのが肝臓なのです。

肝臓が担っている代謝のひとつを、ブドウ糖を例にとって紹介しましょう。

果物のブドウから発見されたため名付けられた「ブドウ糖」という物質は、いろいろな種類がある「糖質」のなかでもっとも基本的な存在で、「グルコース」とも呼ばれます。

食べ物に含まれた糖質の多くは、体の中で最終的にはブドウ糖に分解され、体のあちこちでエネルギー源として利用されます。ブドウ糖は脳がエネルギーとして利用できるメインの物質としてよく知られています。

ブドウ糖は生きていくうえで必須の栄養素なのです。

ただ、ブドウ糖がいくら必須の栄養素といっても、適度な量というものがあります。適量を超えるほどの糖をいつも食べ物から摂っていると、血糖値が高くなりすぎて、ほうっておくと糖尿病になってしまいます。糖尿病が進行すると、合併症をいくつも引き起こして非常に危険な状態になります。ここで肝臓が非常に重要な働きをします。

肝臓は「体内のブドウ糖を厳密に調整する仕事」を担っています。体内にたくさんの糖が摂り込まれると、血糖値が高くなりすぎないように、肝臓が猛烈な勢いでブドウ糖を摂り込んでくれます。そして、ブドウ糖から「グリコーゲン」という物質を合成して、肝臓内に貯蔵します。

運動したりして血液中のブドウ糖が減って血糖値が下がると、肝臓は蓄えたグリコーゲンを分解し、ブドウ糖として血液中に送り出します。

肝臓のおかげで、血液中の血糖値は適正に保たれているのです。

このように、肝臓が担っている「代謝」とは、主に**食べ物や飲み物から摂り込んだ栄養素を、体が利用しやすい形に分解したり合成したりする働き**を指しています。

代謝がうまくいかないと、どうなるのか

食べたり飲んだりして摂り込んだ栄養素は、体に役立つ形に肝臓で作り替えられます。

肝臓の機能が下がると、代謝が正常に行われなくなります。つまり、**体に必要なエネルギーも物質も作られなくなってしまう**ということです。

当然ですが、体に必要で重要な物質が適正に調節されなくなると、病気になり、生きていけなくなります。

たとえば血液中の糖分が適切に調節されないとどうなるでしょうか。血糖が多すぎれば糖尿病になるし、少なすぎると意識を失います。糖分だけでも大きな影響があるのです。

ほかのいろいろなものがすべて適切に調整されなくなったら……、想像するだけでも怖くなりますよね。

肝臓が担う代謝や解毒の作用が極端に落ちてしまった状態が「肝硬変」という病気だと思ってください。

「ちゃんと休んでいるのに、なんだかだるい」「食べ物の味が薄く感じられる」「手足がむくむ」などの症状は、肝臓以外の不調でもよくあるのですが、肝臓の機能がかなり下がって肝硬変になったときの症状でもあります。

「タンパク質」も肝臓で代謝されている

肝臓が担う代謝はブドウ糖だけではありません。**体にとって大切なタンパク質を構成する「アミノ酸」もまた、肝臓が摂り込んで調節しています。**

また、血を固めるためのタンパク質（血液の凝固因子）も、多くは肝臓で作られています。

アミノ酸は、筋肉を作るのに直接使われる物質です。また、エネルギー源として使われることもあります。

アミノ酸の調節はブドウ糖よりも少し複雑です。

肝臓はアミノ酸を材料にして、いろいろなタンパク質を作っていますが、その代表格がアルブミンという物質です。

アルブミンは血液中にたくさんある無害なタンパク質で、いろいろな物質を運んだり、血管の浸透圧を保って血液を安定化したりします。

アルブミンは主に肝臓で作られているため、肝硬変になってアルブミンが十分に作られなくなると、血中アルブミンの値が下がって、不都合な症状が出てくることになります。肝硬変については、第5章で改めてお話ししましょう。

「脂肪」を作っているのも肝臓だった

すべての脂肪ではありませんが、**肝臓は脂肪も作っています**。38ページでは肝臓が脂肪を消費する仕組みを紹介しましたが、ここでは逆に、肝臓がどのように脂肪を作っていくかを見てみましょう。

肝臓は食べ物に含まれていた「ブドウ糖」から「グリコーゲン」を合成し、それを貯蔵します。血液中のブドウ糖が減って血糖値が下がると、肝臓がグリコーゲンを分解してブドウ糖に戻し、血液中に送り出します。

ところが、肝臓が貯蔵しているグリコーゲンをブドウ糖に変えて血液に放出する前に、新たなブドウ糖が入ってきてグリコーゲンが余ることがあります。

すると、肝臓はその余ったグリコーゲンを「脂肪」に変えるのです。なぜなら肝臓はグリコーゲンという形のままで多くの量を蓄えておくことができないからです。ほかの内臓に送ることもできません。ですから、多すぎるグリコーゲンを脂肪に変えて、その脂肪をどんどん血液の中に放出していきます。

血液中に送り出された脂肪は、脂肪細胞の中に摂り込まれて蓄積していきます。脂肪細胞は増えて、膨らみ……、そうして肥満の人を作っていきます。

少し複雑なのですが、脂肪を作る作業は脂肪細胞自身もやっています。それでも多くの脂肪は肝臓が代謝しています。

余談になりますが、**脂肪は必須栄養素であり、エネルギー源としていちばん安全な栄養素**です。ですから、体には糖質を脂肪に変えて蓄える仕組みが備わっているのです。

食糧が十分ではなかった江戸時代ぐらいまでは、この仕組みが体を守っていました。けれども飽食の現代では、その仕組みが肥満のもとになっているのです。

コレステロールも多くは肝臓が作っている

脂肪の話をしたところで、脂肪の一種であるコレステロールについても触れておきましょう。

コレステロールの多くは、肝臓で作られています。「コレステロール」と聞くと、なんとなく悪いイメージがあるかもしれませんが、**コレステロールは血管などに必要不可欠な、つまり生きていくうえで重要な脂肪の一種**です。

健康診断で「コレステロール値が高い」と指摘されたことはありますか。

コレステロール値が高いと、なぜいけないのでしょうか。

それは動脈硬化の危険性が高まるからです。特にＬＤＬコレステロール、いわゆる悪玉コレステロールが増えると、それが血管にたまってプラークと呼ばれる塊ができて炎症が起こり、徐々に血管が硬くなっていきます。これが動脈硬化です。動脈硬化は、心筋梗塞や脳梗塞の原因になります。

コレステロール値が高すぎると診断された人には、動脈硬化を防ぐために薬が処方されます。薬を使ってコレステロール値を下げるわけです。

もっともよく飲まれているのは「肝臓がコレステロールを合成するのを抑える薬」です（多くはありませんが、コレステロールの吸収を抑える薬もあります）。

勘違いしてほしくないのですが、コレステロール値は下がればいいわけではありません。**コレステロールにも種類があり、それぞれのバランスがよければいいのです。**

肝臓はコレステロールを作ります。肝臓が担っている代謝の機能が落ちて肝硬変にでもなれば、コレステロールも作られなくなり、コレステロール値は下がります。悪玉コレステロールの値だけが下がればいいのでしょうが、残念ながら善玉コレステロールの値も下がります。

「代謝を上げればいい」というものではない

「肝臓は代謝を担っている」と説明すると、「肝臓の代謝を上げるためには、どうすればいいのですか」と聞かれることがあります。

おそらく「減量のためには〝基礎代謝〟を上げるほうがいい」というような言葉から連想して、「代謝は上がれば上がるほどいい」と考える人が多いのだろうと思います。

体内の代謝は、むやみに上げればいいというものではありません。

健康に過ごしている人の肝臓は、すでに必要な代謝をしています。持ち主が努力して、**これ以上「代謝を上げる」必要はない**のです。

実際には起こらないことですが、仮に肝臓の代謝が上がりすぎたとしたら、肝臓は必要以上にブドウ糖を摂り込んで、低血糖になってしまいます。あるいはコレステロールを必要以上に作って、結果として悪玉コレステロールが増えてしまうでしょう。

基礎代謝を上げたときに得られるような効果を、肝臓に求めるのは間違いです。そうではなく、肝臓が〝健全に〟代謝できるように肝機能を高めることが必要なのです。

お酒も毒出し！　アンモニアも毒出し！

肝臓のもうひとつの働きは「解毒」です。**「解毒」とは、いわゆる「デトックス」「毒出し」**です。

体の中では数多くの代謝（合成と分解）が起きていますが、その過程でいろいろな「有害物質」が生じます。化学工場で製品を作る過程でも、さまざまな産業廃棄物が出て、その多くが有害物質を含んでいることと同じです。

体内にある有害物質とは、アルコール、アンモニア、ニコチン、そして薬などです。そのような、**体にとって有害なもの、または不要なものを、肝臓は酵素の力で毒性の低い物質に変換します。これが「解毒」、つまり「毒出し」**です。

解毒作用によって毒性が低くなった物質は、腎臓を通って尿の中に排泄されたり、胆汁の中に排泄されます。ほかの臓器にも解毒作用はありますが、**解毒をいちばん担っているのは肝臓**です。

肝臓と聞けば「お酒」が連想されるように、有害物質の代表格はアルコールです。あなたが飲んだお酒も、肝臓が比較的無害な「酢酸」という物質に分解することで、解毒されます。

アンモニアは体内で作られた「老廃物」です。誰の血液にも含まれていますが、人体には有毒です。健康な人なら、アンモニアも肝臓でほぼ無毒化され、最終的には尿素として尿と一緒に体の外に排泄されます。

肝機能が落ちれば、体内は毒だらけになる

有害物質として挙げたアンモニアを例に、解毒力が落ちるメカニズムを説明します。

アンモニアは食べ物に含まれたタンパク質（アミノ酸）を材料にして、主に腸内細菌が作り出した「老廃物」です。

通常、エネルギー源として使われるのは糖質や脂質ですが、糖質や脂質が足りなくなると、筋肉のアミノ酸がエネルギー源として使われることがあります。アミノ酸がエネルギー源として使われると、老廃物としてアンモニアができるのです。

それでも健康な人なら、そのアンモニアも肝臓がほぼ無毒化してくれます。ア

ンモニアに含まれていた窒素が尿素に作り替えられて、腎臓から尿と一緒に体の外に排泄されていくのです。

ところが肝臓の機能が低下して「肝硬変」にまでなると、血液中に含まれたアンモニアが体中を回ることになってしまいます。血液中のアンモニアの濃度が上がった結果、「高アンモニア血症」という病気になることがあります。脳に障害が起きてしまうこともあり、これを「肝性脳症」といいます。

どんな化学工場からも、「ゴミ」や「産業廃棄物」は出ます。日々、きちんと処分しないと、工場の敷地はゴミだらけになってしまいます。

肝臓も同じです。代謝によっていろいろな物質が作られていく過程で、不要なもの、有害なものが出ます。それらがちゃんと処理されなければ、体内に有害物質が放出されることになるでしょう。

つまり、**肝臓の機能が落ちると、肝臓の仕事である「解毒」が行われず、その結果として有害物質が全身に回ってしまう**ことになるのです。

胆汁は肝細胞で作られる「消化液」

肝臓はとてもユニークな臓器です。そういえる理由のひとつに「胆汁を作る」という働きが挙げられます。胆汁を作るのは肝臓にしかできません。

ところで、胆汁がどんなものかご存じでしょうか。「胆」という字には肝臓という意味があり、「汁」には液体という意味がありますから、肝臓に関係する液体だということは想像がつくでしょう。

胆汁は、肝臓にある肝細胞で作られる「消化液」です。

消化液というのは文字どおり消化を助ける液体で、唾液、胃液など、いろいろな種類があります。そのなかのひとつが胆汁です。

胆汁の主な成分は「胆汁酸」と「ビリルビン」です。

胆汁酸は肝臓の中でコレステロールを材料にして作られる物質で、いわばコレステロールの親戚です。腸内細菌とも深く関係する重要な物質です。

ビリルビンは黄褐色の色素です。余談ですが、便が黄褐色なのはビリルビンが含まれているからです。ですから肝臓の調子が悪くなって胆汁がちゃんと作られなくなると、便は白っぽくなります。

肝臓は一日に600〜1000ミリリットルもの胆汁を作ります。肝臓の中で一日に1リットル近い液体が新たに作られているなんて、すごいと思いませんか。

胆汁は毒出しにも関係している

肝臓にはほかの臓器よりもたくさんの「管」がつながっています。そのなかには、肝臓が作った「胆汁」を流す「胆管」という管もあります。

肝臓で作られた胆汁は、肝臓の近くにある「胆嚢」という袋にためられます。胆汁の入った胆嚢は、ご飯を食べるとキュッと縮んで、胆汁を放出します。その胆汁は、胆管を通って腸にまで届けられます。

胆汁は消化液の一種ですが、唾液や胃液のように食べた物をなんでも消化する液体ではありません。特に消化するのは「脂肪」です。

といっても、胆汁に「消化酵素」が含まれていて、直接脂肪を消化するわけではありません。

食べ物が腸まで届くと、肝臓で胆汁が作られて、それが腸に届けられます。すると胆汁の中にある「胆汁酸」が、腸で脂質と混じり合って（乳化といいます）膵臓にある消化酵素の働きを助けるのです。

胆汁は私たちが食べたり飲んだりした「脂肪」を消化・吸収するときに、大きく働いてくれるサポート役ということです。

胆汁には、いらなくなったものを排出する働きもあります。

胆汁の主成分のひとつである「ビリルビン」は、主に赤血球が壊れたりしてできるものですが、ビリルビンも体にはいらない物質です。

血液にはほかにも、不要な物質がいろいろ含まれています。そういう不要物で水に溶けるものは、尿として体の外に排出されます。水に溶けずに脂肪に溶けるものは、肝臓で胆汁の中に混ぜられ、便と一緒に排出されます。ビリルビンも一緒に排出されるので、健康な便はビリルビンの茶褐色になります。

免疫機能でも大事な働きをしている

「免疫」や「免疫力」という言葉は、もうおなじみですね。

免疫とは、細菌（病原体）やウイルスなどの異物が体に入り込んだとき、それを取り除く仕組みのことです。

免疫を担っている臓器はたくさんありますが、肝臓もそのひとつです。

肝臓にとって、免疫は「代謝」「解毒」「胆汁の製造」のようにメインの機能ではありませんが、なにしろ働き者の臓器ですから、免疫機能もちゃんと備わっているわけです。

それぞれの臓器には固有の免疫細胞があります。

肝臓にある免疫細胞は「クッパー細胞」と呼ばれています。

クッパー細胞が、細菌とどのように戦ってやっつけてくれるのかを説明しましょう。

私たちが食べた物は、胃を通って腸まで運ばれます。腸で吸収された栄養分は血液に入ります。

腸から栄養分を吸収した血液は、特別な血管である「門脈」を通って、化学工場である肝臓へ栄養分を運んでいきます。そのとき、どうしても細菌（病原菌）

が紛れ込んできます。栄養分も細菌も腸から肝臓へと運ばれていくわけです。

しかし、肝臓はフィルターのような構造になっていて、細菌をつかまえることができます。流れてきた細菌がそのまま体中を回らないように、ストップしてくれるのです。

ただし、ここでクリアしなければならないポイントがあります。フィルターを通過できずにつかまった細菌は、死んで無害化されたわけではありません。この時点では、まだ生きています。

そこで登場するのが、免疫細胞であるクッパー細胞です。クッパー細胞がフィルターの所までやってきて、網にとらえられた細菌を殺してくれるのです。

肝臓の機能が低下すると、クッパー細胞の働きも弱くなります。その結果、免疫力が落ちて、感染病にもかかりやすくなります。

少し話はそれますが、「病原性大腸菌O157」による集団食中毒が、社会問題になったことがありました。原因となったＯ１５７という大腸菌が牛のレバーから検出されたことから、生食用の牛レバーが規制されることになったのです。

なぜ、そんなことになったのでしょうか。

まず、牛の腸に棲んでいたＯ１５７が肝臓まで流れてきます。人間の肝臓と同じく、牛の肝臓にも免疫機能があり、流れてきたＯ１５７は肝臓のフィルターにつかまります。そのフィルターに引っかかったままの、生きているＯ１５７を、それとは知らずに人間が食べてしまったというわけです。

「免疫力」は高いほどいいというわけじゃない

さきほど、健康な肝臓なら「代謝を上げる必要はない」と書きましたが、免疫についても同じことがいえます。

「免疫力は高いほどいい」と信じている人が多いのですが、これは間違いです。

実は、免疫の作用は「炎症」と同じです。炎症とは、いろいろな細胞がほかの異物や細胞を攻撃して痛めつけることです。

免疫細胞が異物を排除する手段も、体内で炎症を起こすことなのです。つまり、免疫細胞が働いているとき、体の中では炎症が起きているということになります。そして炎症は、体にとってマイナス面が大きいのです。

よく「免疫力を上げたい」と言う人がいますが、**免疫力は高ければいいというものではなく、自分の体を攻撃してしまうこともある**のだと知っておきましょう。

第2章

「肝臓の肥満」は早死にへの第一歩

40歳以上男性の半数近くが「肝臓の肥満」になっている

一つひとつの肝細胞にぷよんぷよんの脂肪

「脂肪肝」とは「肝臓に脂肪がたまった状態」だと冒頭に書きました。
では、肝臓のどこに脂肪はたまっていると思いますか。

「内臓脂肪」が胃や腸などの「臓器の周囲につく脂肪」だと知っている人は、脂肪肝もまた、肝臓の周囲に脂肪がべっとりまとわりついた状態を想像するかもしれません。

違います。脂肪肝とは、肝臓を形成している細胞、つまり**肝細胞の一つひとつ**

の中に、水滴のような形で脂肪がたまっている状態です。

脂肪と聞くと、豚肉の白くて硬い脂身などが思い浮かびます。あの見慣れた脂身は、脂肪の温度が下がり、固体に変化した状態です。人間も含めて、生きている動物の脂肪はもっとずっと柔らかいのです。内臓脂肪もゲル状です。硬くはありません。体温で溶ける良質のバターのようなものだと思ってください。

脂肪肝の脂肪も同じように、粘性はありますが、柔らかいものです。肝細胞の中に、ぷよんぷよんとした水滴のような状態で存在しています。

なぜ肝臓に脂肪がたまることが問題なのでしょうか。

お腹に脂肪がたまれば、洋服のサイズも合わなくなって、見た目が損なわれると危機感をもつ人も多いことでしょう。一方、肝臓に脂肪がたまっても、そのようなことは起きません。**肝臓に脂肪がたまることで起きるのは、全身の健康の問題、そして命に関わる問題**です。

脂肪肝の人はとてもたくさんいます。

肝臓の病気にもいろいろな種類がありますが、今、まさに増えているのが脂肪肝です。日本人間ドック学会が２０１６年に発表した全国集計結果によると、**男性では30歳以上で約30%、40歳以上では約40%、実に半分近くの人が脂肪肝**でした。予備軍まで入れれば、いったいどれほどの人数になるのでしょうか。

脂肪肝の原因は、お酒、高脂肪・高カロリーの食事、運動不足などです。

残念ながら、脂肪肝には、今はまだ「即効性があって完璧に治る薬」がありません。我々専門家が試行錯誤しながら治療法を探しているところです。

だからこそ、**「脂肪肝にならないこと」「なってしまったら、軽症のうちに改善させること」が大切**です。

ただし、専門医はすべての脂肪肝の人に「肝臓専門医に来てください」とは言いません。あまりにも数が多く、とても対応しきれないからです。それほど脂肪肝の人は多いのです。

専門の医師は「まずは自分で予防してほしい」「軽いうちは自分の力で改善してほしい」と願っているのです。

脂肪肝の原因は「脂肪」の摂りすぎ

「脂肪肝」は肝臓の細胞に脂肪がたまった病気です。病名に「脂肪」が入っていることから、原因は食事での「肉の脂肪や食用油の摂りすぎ」だと思っている人が多いようです。

もしかすると、あなたもそう考えていませんか。

そんな人は、「トンカツは大きな脂身を切り落としたうえで、揚げずに焼く」「パンにはバターは控えてジャムを塗る」など、食事で摂る油脂を控えていれば脂肪肝の予防や改善につながると思いがちです。

でも、残念ながら、それは間違いです。

食べた肉の脂身や食用油に含まれる脂肪のうち、肝臓まで到達する脂肪は、肝臓に入ってくる全脂肪の15％ぐらいです。

あとは、肝臓の中で糖質を材料に新たに合成された脂肪が25％ぐらい。いちばん多いのは皮下脂肪や内臓脂肪などから溶け出した脂肪で、60％ぐらいを占めています。食事で摂る脂肪の占める割合は、大したことありません。

脂肪肝の原因になる食材には脂肪もありますが、それだけではありません。糖質も脂肪肝の原因になります。糖質は、果物やケーキにはもちろん、ご飯やパン、多くのお酒にも含まれています。

糖質にもいろいろありますが、体の中に摂り込まれると、ブドウ糖という形に変わって体内の細胞に摂り込まれます。ブドウ糖は、肝臓の代謝機能によってグリコーゲンという物質に作り替えられ、肝臓と筋肉に貯蔵されます。

「ご飯大好き」「スイーツ大好き」という人は、糖質を必要以上に体内に摂り込むことになります。そうなると、肝臓に蓄えられたグリコーゲンもどんどん増えていきます。

困ったことに、肝臓はそれほど多くのグリコーゲンを蓄えておくことができません。そこで、**肝臓は多すぎるグリコーゲンを「中性脂肪」に作り替えます**。食事で油をあまり摂らなくても、糖質をたくさん摂っている人が太る（＝脂肪が増える）のはそのためです。

そして、脂肪は血液に乗って体中をめぐるのと同時に、肝臓にもしっかり居座って、肝細胞一つひとつにたまっていき、それが脂肪肝になっていきます。

スイーツをはじめ**糖質の多いものを食べすぎていると、脂肪肝がたまり、正常な肝臓の細胞を圧迫して、肝臓の機能を落としていく**のだと覚えておいてください。

お酒の飲みすぎも脂肪肝の原因のひとつ

厚生労働省は「アルコールをどれだけ飲むか」で、脂肪肝を「アルコール性脂肪肝」と「非アルコール性脂肪肝」に分け、そのうえで「多量飲酒」を問題視しています。

それは多量飲酒が脂肪肝の原因になるからです。お酒に含まれる糖質の問題ではありません。アルコールの問題です。

多量飲酒とは「一日平均60g以上のアルコールを飲むこと」。60gは、日本酒なら3合ぐらいです。

お酒を飲みすぎていると脂肪肝が生じていき、それが正常な肝臓の細胞の働きに影響して肝機能を衰えさせることになります。

ほうっておくと、命に関わる病気になる危険性大

症状はほとんどなく、血液検査でもわからない

「肝臓がん」と聞くと深刻な印象を受けますが、「脂肪肝」と聞いてもそれほど心配する必要はなさそうだ、などと思っていませんか。

とんでもありません。

確かに、脂肪肝だけでは命に関わることはありません。しかし、脂肪肝が進むと、「脂肪肝炎」になる危険があります。

「脂肪肝」と「脂肪肝炎」は1字違いですが、大違いです。**脂肪肝炎は、脂肪肝が原因で、肝臓に炎症などの異常事態が起きる病気**なのです。

脂肪肝から脂肪肝炎へ、脂肪肝炎から肝硬変や肝臓がんへと、命を落とすこともある病気へ進んでいく可能性があることを知ってください。

また、脂肪のたまった肝細胞は、本来の働きが鈍くなります。しかも、脂肪に乗っ取られたようになった肝細胞が、風船のように膨らむことがあります。どちらも非常によくない状態です。

脂肪肝は、**ほうっておくと肝臓の機能を鈍くし、下手をすると炎症を起こして、あなたの健康な生活はもちろん、命を奪う病気に変貌を遂げる可能性がある**のです。

脂肪肝になっても自覚症状はほとんどありません。肝臓の代謝・解毒などの機能がすべて落ちているのに、それを自分で感じることはできないのです。

それはつまり、「異常を感じていないからといって、脂肪肝ではない」とは言い切れないということでもあります。

では、血液検査を受ければ、脂肪肝かどうかわかるのでしょうか。

残念ながら、脂肪肝は一般的な健康診断の血液検査ではわかりません。**脂肪肝を見つけるもっとも早い方法は、人間ドックの超音波検査（エコー検査）**です。

ただ、人間ドックは必ずしも皆が受ける検査ではありません。


自覚症状はない。

一般的な健診ではわからない。

次の段階に進む前に見つけることが難しい病気、それが脂肪肝です。


だからこそ脂肪肝になる前に、あなた自身が予防する必要があり、体型や日頃の生活から「脂肪肝かもしれない」と思い当たる節があるときは、生活を改善する必要があるのです。その最善の方法が先に紹介した「12時間肝臓ダイエット」なのです。

いちばん危険なのは「炎症」が起きること

脂肪肝になっても、その脂肪自体に毒性があるわけではありません。問題は、脂肪肝に「炎症」が起こることがある点です。

脂肪はそもそも安全な物質です。内臓脂肪などの脂肪も化学的な反応さえしなければ、本来は安全なものです。安全だからこそ、余分なエネルギーを脂肪の形でためておくようにと、人間の体はつくられているのでしょう。

脂肪が問題視されることになったのは、限度を超えてためすぎるようになったから。ためすぎた脂肪が炎症を起こして血管壁にへばりつき、悪さをすることで、さまざまな病気を引き起こしているからです。

そして、肝臓についた脂肪もまた、炎症が起きることで問題を起こします。ためこんだ**脂肪肝に炎症が起きると、肝臓だけでなく全身の健康が損なわれて、重大な病気になることがある**のです。

脂肪肝になっても、その脂肪がおとなしくしていて、炎症を起こさず、なんの問題のない人もいます。

ですから、脂肪肝になりそうな人や、なってしまった人のすべてが、深刻な病気になるわけではありません。

ただし、自分の脂肪肝が進行するタイプなのかそうでないのか、それを知る手立ては今のところありません。あなた自身はもちろん、医師でもわからないのです。

意外に思われるかもしれませんが、実は、脂肪肝で問題視されるのは、たまってしまった脂肪の量ではありません。**「脂肪肝」から「脂肪肝炎」に進むか進まないかは、肝臓の脂肪化の程度とは無関係**なのです。

つまり、脂肪がたくさんたまっていてもそれほど心配しなくてもいい人と、そんなにたまっていないのに炎症を起こして肝炎になる人がいるということです。

かなりの肥満で脂肪肝がたっぷりあるのに、そのまま病気が進まない人がいます。これは「単純性脂肪肝」と呼ばれます。逆に、それほど太っておらず、脂肪肝も少しある程度なのに、肝臓が炎症を起こして「肝硬変」にまで進んでいる人がいます。

専門医も頭を悩ませる現象です。

お酒を飲まない人の脂肪肝が増えている

今、専門家の間では、**NASH《ナッシュ》という「非アルコール性の脂肪肝炎」**が注目されています。

NASHについては第5章でも解説しますが、脂肪肝が脂肪肝のままで終わるか、NASHに進むかどうかを診断するのは、専門家でも簡単なことではありません。それを検査できる設備が、一部の医療機関にしかないからです。

かなり進行したNASHならば診断できます。しかし、初期のうちは専門医にも見分けがつきません。脂肪肝の程度はエコー検査でわかりますが、それがNASHに進むかどうかの判断ができないのです。

NASHになるのは脂肪肝の約1〜2割の人です。とはいえ、そもそも脂肪肝の人の数が膨大ですから、たった1〜2割でもかなりの人数になります。

あなたの脂肪肝はNASHになるのか、ならないのか。

どちらのタイプなのか判断できないからこそ、予防や改善の必要があるのです。

脂肪肝になる前に最低週1回の「12時間肝臓ダイエット」で予防しましょう。

脂肪肝だと診断されたら「12時間肝臓ダイエット」の日を増やすなどして、改善の努力をしてください。

こんな人が脂肪肝になりやすい

「内臓脂肪」は体の中で炎症を起こす

人間ドックを受けた人の「3割が脂肪肝」だったというデータがあります。単純計算すると、日本には何千万人もの脂肪肝の人がいるということになります。仮にそのうち5％の人が肝硬変になるとしたら、100万人を超えます。これは大変な数です。

脂肪肝の主な原因は「食べすぎ」と「運動不足」だといわれています。

普段から食べすぎていて運動不足の人は、たいてい内臓脂肪をたくさん蓄えています。さらに、「脂質異常」「高血糖」「高血圧」のうち二つ以上に該当しています。これはつまり、メタボリックシンドローム（メタボ）そのものです。

脂肪肝になりやすいタイプのひとつは、間違いなく「メタボの人」です。

メタボの定義になる脂質異常症も、糖尿病も、高血圧症も、すべて「生活習慣病」です。脂肪肝も「生活習慣病」のひとつです。

問題は、皮下脂肪ではなく内臓脂肪です。

内臓脂肪はただ内臓に脂肪がついているだけではありません。内臓脂肪はいろいろな炎症性の物質を放出します。体の中で起きる炎症が問題なのです。

新型コロナウイルス感染症も炎症と関わっています。炎症が慢性的に続くと、がんにもなりやすくなります。炎症が起こることは、体にとってマイナスが大きいのです。

その炎症を誘発するのが、メタボです。

脂肪肝は肝臓に脂肪がたまった状態ですが、この脂肪も内臓脂肪と同じような性質をもっています。つまり、炎症を起こし、その炎症がいろいろなところに悪さをするのです。もちろん肝臓そのものにも悪影響があります。

NASH（非アルコール性脂肪肝）の人の脂肪肝に炎症が起これば、肝臓がんになったり、肝臓以外のがんになったりします。そしてNASHの人は、たいてい内臓脂肪も増えすぎになっています。

注意！　お酒を飲まない女性でも脂肪肝になる

NASH（非アルコール性脂肪肝）になるのは、若い人では男性が多く、高齢者では女性が多くなります。

女性は、特に閉経後にNASHになる人が増えます。

これは、女性ホルモンのエストロゲンが影響していると思われます。

エストロゲンには、体内の炎症を起こりにくくしたり、内臓脂肪がたまりにくくしたり、筋肉をある程度維持したりと、いい作用がたくさんあります。それが閉経とともに全部なくなってしまうわけです。そのため高齢女性は、炎症を伴うNASHになるリスクが高まるといわれています。

そもそも男性は女性よりリスクが高いのですが、閉経後の女性は、体質が男性に近くなっています。更年期を迎えた女性は、若い頃とは根本的に体質が変わるのだということを意識してください。若い頃と同じように食べていれば、脂肪肝になるのはあたりまえです。

更年期や閉経後に急に太った女性は要注意です。思い当たる人は検診を受けましょう。そして、ぜひ「12時間肝臓ダイエット」を習慣にしてください。

要は「肝臓から脂肪を落とす」だけでいい

怖い話もしてきましたが、要は**肝臓から脂肪を落としさえすれば、脂肪肝も、それによって落ちてしまった肝機能も改善します。**

肝臓から脂肪を落とす方法は、体の表面にある皮下脂肪を落とす方法と変わりません。単純にいいますと、「糖質」も「油」も摂りすぎないことです。

「12時間断食」を行うと、1日3回の食事が2回に減ります。すると、自然に1日に食べる総量が減るので、あれこれ考えなくても「糖質」も「油」も控えられます。

アルコール性の脂肪肝と、肥満が原因の脂肪肝では、対処法が違います。

「アルコール性の脂肪肝」ならば、節酒・禁酒がそのまま「治療」になります。
まずは、お酒を減らしてください。そして、週1回以上の「12時間肝臓ダイエット」を試してみましょう。

最近、問題になっているのは、お酒をそれほど飲まないのに脂肪肝になった人です。このタイプの人の多くに共通しているのが「肥満」です。**肥満が原因の脂肪肝なら、体重を減らして肥満から脱することが「治療」になります。**「12時間肝臓ダイエット」と「運動」の両方で体重を落としていきましょう。「12時間肝臓ダイエット」の回数も週1回から増やしてみてください。

有酸素運動が脂肪肝の改善に効果があることも証明されています。エレベーターやエスカレーターではなく階段を使う、一駅前で電車を降りて歩く、家の中でも意識して体を動かすなど、特別な運動をしなくても、方法はたくさんあります。

第3章

毒出し力を上げて長生きするための食事術

毒出し力は食生活で高くする

現代人の食生活は肝臓の毒出し力を落としている

肝臓が弱って代謝機能が落ちると、全身に必要な物質が作られなくなります。解毒機能も落ちて、全身に不要な物質がどんどんたまってしまいます。どちらも、疲れのもと、病気のもとになり、命を縮めかねません。

「飽食の時代」に生きている私たちには、ファストフード、ジャンクフード、暴飲暴食などによる弊害も少なくありません。

せっかく体内に素晴らしい毒出し装置を備えているのに、稼働率を下げたり故障させたりするのはもったいないですよね。

ですから、肝臓が弱ってきた人は、それを元に戻す必要があります。そのために、週1回からの「12時間肝臓ダイエット」を提案しました。

おいしいものはハッピーな気持ちにしてくれます。ハッピーな気持ちは体にいいものです。ですから、健康のためだからと極端にストイックな生活を送る必要などありません。

「12時間肝臓ダイエット」のいいところは、断食以外の12時間は何をどれだけ食べてもいい、という点です。だから誰もが無理なく続けられます。

毎日続けるのは厳しい、という人もいるでしょう。そういう人は、まず週に1回だけでもいいので始めてみてください。そう考えれば、意外とハードルが低くて気が楽になると思います。

ただ、現代日本にあふれている、おいしいものを見境なく食べたり飲んだりし続けるのは、せっかく体内に備えた毒出し装置を自分で壊しているようなものです。

「積極的に食べたほうがいいもの」「あまり食べないほうがいいもの」「食べすぎてはいけないもの」などを知りましょう。そして、少しでもバランスのとれた食生活を心がけるようにすれば、さらに肝機能が高まります。

この章では、「12時間肝臓ダイエット」以外の時間に意識することで、さらに肝機能が高まる「食事」について解説します。

あなたの食事は肝臓にやさしいか

食事で大切なのは質も量もバランス

強調しておきたいのですが、「これを食べれば大丈夫」という食品はありません。ちまたで「肝臓にいい」といわれている食品でも、それさえ食べていればいいわけではないばかりか、そればかり食べ続けていると、あとで問題が出てくるはずです。

肥満を解消するために、同じ食品ばかり食べ続けるとか、糖質を全然摂らないなど、極端なことはやめましょう。過ぎたるは及ばざるがごとし。ほどほどが大切です。

食生活で大切なのは、バランスです。**いろいろな食品を、それぞれ適度に摂ることがいちばん。**それをまず意識したうえで、落ちてしまった肝臓の機能を回復する食材や栄養素について知っておきましょう。

くれぐれも「肝臓には○○がいい」「△△を食べると痩せる」などの情報に振り回されないでください。

たとえば「ゴマの抗酸化物質であるセサミンは、肝臓が発生させた活性酸素を分解する」という説もありますが、毎日大量のゴマを食べ続けていては弊害も起きます。

それでも肝機能を上げる食べ物はある

さて、シジミには「タウリン」というアミノ酸に似た栄養素が入っています。**タウリンは肝細胞の膜を丈夫にしてくれます。**それだけではなく、ATP（筋肉を動かすのに使われる酵素）の合成を高めるので、肝臓を元気にしてくれます。

タウリンだけではありません。シジミには**「メチオニン」という必須アミノ酸や、ビタミンB_{12}も含まれていて、これも肝臓の働きを助けます。**

ですから「お酒を飲む前にシジミ汁を」などといわれるわけです。

ぜひ、シジミをお味噌汁などのかたちで摂ってください。

ただし、シジミのサプリメントには要注意です。シジミのサプリには鉄分を含んでいるものがあり、鉄分の摂りすぎは脂肪肝炎につながるからです。シジミのサプリを摂っている小太りの中年男性は、実は脂肪肝炎になりやすいのです。

医師からすすめられない限りサプリには手を出さず、シジミは「食品」で摂ってください。

コーヒーを一日に2〜3杯飲むと、脂肪肝や肝硬変を予防し、肝臓の線維化の進行を抑えられることがわかりました。

メカニズムははっきりしていないのですが、肝細胞の炎症を抑える効果がコーヒーにはあると考えられます。緑茶や紅茶には、その効果は認められていません。ただし、コーヒーにはカフェインが含まれているので、胃腸が弱い人や妊娠中の人にはすすめられません。

コーヒーや緑茶が苦いのは、**「タンニン」というポリフェノールが入っているからです。タンニンは肝臓の代謝の一部を活性化する**ともいわれています。タンニンは紅茶、ブドウ、ワイン、渋柿などにも含まれています。

ちなみに烏龍茶に入っているタンニンは少量ですが、タンニンとは別のポリフェノールが含まれていて、脂肪の燃焼を促す働きがあるので、肥満の人が飲めば間接的にですが肝臓にもいいでしょう。

毒出し力を上げるために摂ってほしい食材

タンパク質の不足は肝臓にもダメージになる

毎日食べてほしい食材の筆頭は、**タンパク質を多く含んだもの**です。「12時間肝臓ダイエット」の「お助けフード」としても、タンパク質が豊富な大豆をおすすめしました。

タンパク質は「三大栄養素」のひとつだということはご存じでしょう。

タンパク質は筋肉、臓器、皮膚、骨、毛髪などの主要成分でもあります。肝臓の細胞も、タンパク質をたくさん含んでいます。

毒出し装置としての肝臓に存在する「アルコールの分解酵素」なども、タンパク質でできています。そして、アルコールの分解など、肝臓が働くときにも、タンパク質が重要な働きを担っているのです。

つまり、多くの臓器にいえることですが、タンパク質が不足するのは、肝臓にとってもよくないことなのです。ですから、タンパク質は食事でしっかり摂りましょう。

大豆にもタンパク質は豊富にある

タンパク質と聞いて思い浮かぶのは何でしょうか。肉ですか。それとも魚ですか。牛乳や卵でしょうか。

どれも正解です。これらのものにはタンパク質が豊富に含まれています。これらもしっかり食べていただきたいですが、こうした「動物性のタンパク質」より、現代人は「植物性のタンパク質」が不足しがちです。ぜひ意識して、食事に加えていきましょう。

まず、豆類です。とりわけ**大豆**は、煎った大豆、蒸した大豆、水煮の大豆、味付けされた煮物など、さまざまな形で市販もされています。枝豆や黒豆も大豆の一種です。

さらに豆腐、納豆、おから、豆乳など、カロリーの少ない大豆製品もおすすめです。もちろん、**大豆以外の豆**からも植物性タンパク質を摂ることができます。

一部の野菜（アスパラガス、ブロッコリー、芽キャベツなど）や穀類（トウモロコシ、蕎麦など）、果物（アボカド、バナナなど）にも微量ながらタンパク質が含まれています。

動物性の食品に比べると量は少なめですが、ビタミンやミネラルなども含んでいるので、「動物性タンパク質よりも劣る」と考える必要はありません。

タンパク質を摂るなら肉より魚

タンパク質には、大豆などに含まれている「植物性のタンパク質」と、肉や魚や卵に含まれている「動物性のタンパク質」があるとお話ししました。

動物性タンパク質の多くは体に必要な必須アミノ酸をすべて含んでいますが、植物性タンパク質にすべての必須アミノ酸は含まれていません。

動物性も、植物性も、どちらも摂ることが理想ですが、**動物性のタンパク質を摂るなら、肉よりも魚**をおすすめします。それは、肉にも魚にも、タンパク質だけでなく脂質も含まれているからです。

肉と魚とでは、「脂」の種類が違います。

肉の脂質には悪玉コレステロールが多く含まれているため、食べすぎると生活習慣病や大腸がんなどのリスクが高まります。

一方、魚の脂にはＤＨＡ（ドコサヘキサエン酸）やＥＰＡ（エイコサペンタエン酸）が含まれていて、血液がサラサラになり、動脈硬化を予防するなどの効果があります。

また、**「脂肪肝」を予防し、脂肪肝でも初期なら改善する**といわれています。ただし、進行してしまうと、あまり効果はないので過信は禁物です。

脂肪も三大栄養素のひとつなので体には必要ですが、できれば「魚の脂」や「植物性の油」で摂るのがいいということです。

一時期は、がんの危険性があるので魚も食べすぎないようにと警告されていましたが、そんな心配はいりません。普通に食べ物としている魚であれば、ダイオキシンの含有量はごく微量だからです。

魚は脂質の代謝にもいい影響があるので、どんどん食べるといいでしょう。

ただし、妊娠中の女性に対しては、水銀の摂取過多にならないように、厚生労働省が注意すべき魚介類の種類と摂取量の目安を発表しています。

食事で摂ってほしいシジミですが、**アミノ酸の一種であるオルニチンは、シジミを冷凍すれば8倍に増える**そうです。ゆっくり冷凍して、凍ったままお味噌汁の鍋に入れるなどするといいでしょう。

DHA（ドコサヘキサエン酸）が豊富な青魚も、熱を加えるとせっかくのDHAが半減するそうです。焼き魚にするとせっかくの魚の脂が流れ出てしまうので、お刺身で食べることをおすすめします。

動物性タンパク質も悪いわけではない

「肉が体に悪い」わけではありません。肉には豊富なタンパク質のほか、ビタミンB、鉄分、コラーゲンなどが含まれています。適量なら、むしろ食べたほうがいい食品でしょう。

ただし、肉、そして牛乳や卵といった動物性の食品は、コレステロールが高いものも多くあります。コレステロールが高めの人は、脂質の少ない食材を選ぶようにするといいでしょう。**肉なら脂身の少ない鶏の胸肉やささ身、豚・牛のヒレや肩肉**が、高タンパク・低コレステロールです。

豚肉は比較的良質なタンパク質で、ビタミンB群も豊富なので、おすすめ食品です。ただし、トンカツのような揚げ物にするとカロリーが上がるので、茹で豚や蒸し豚にすることをおすすめします。

乳製品のなかでチーズはすぐれた発酵食品ですが、高カロリー・高コレステロールのものが多いのです。ただ**カッテージチーズなら、脂肪分を取り除いて作られるため、低カロリー・高コレステロール**でおすすめです。

ヨーグルトもまた、タンパク質が豊富な乳製品です。特にヨーグルトの上澄みである「ホエイ（乳清）」には、タンパク質を構成する「必須アミノ酸」がバランスよく含まれています。

卵は「完全栄養食品」と呼ばれるほど、たくさんの栄養素を含んでいる高タンパク食品です。ただし、黄身には脂肪分も多いので、食べすぎるとコレステロールが気になるところ。1日1個など、適度に摂りましょう。

とにかく、タンパク源は毎日摂ること。「植物性タンパク質」と「動物性のタンパク質」の両方を摂ることを心がければ、自然にバランスがよくなります。**豆腐や納豆、枝豆といった大豆系や、卵1個は毎日。肉が好きな人は、肉と魚を毎日交互に摂るなどして、魚を増やす**ようにしていくといいでしょう。

このビタミンが毒出し力を高める

基本的に、どんなビタミンもしっかり摂るべきです。

ですが、肝臓の機能が落ちている人は、特にビタミンEを意識して摂ってください。

すでに脂肪肝になっている人には、医師がビタミンEのサプリメントをすすめます。炎症を抑える作用のあるビタミンEは、肝臓の炎症も抑えるからです。

ただし、医師に言われる前に、治療目的でビタミンEのサプリを飲み始めるのはいけません。肝臓に不安があるなら、まずは受診して、サプリについても相談することです。受診せずにサプリを飲むのは、かなりリスクがあります。

ビタミンEも、まずは食事で摂ることを心がけるだけで十分です。

ぜひ、ふだんの食事で、意識してビタミンEを摂りましょう。具体的には、アーモンド、ピーナッツなどのナッツです。

さらに、カツオ、アジ、サンマなどの魚介類、コーン油、サフラワー油などの油脂類などにもビタミンEは含まれています。

野菜類では、「緑黄色野菜」にたくさん入っています。

緑黄色野菜というと、「レタスも緑色だから緑黄色野菜でしょう」と誤解している人がいますが、色の薄い野菜の多くは該当しません。外側は濃い緑色でも、切ると中は色の薄いキュウリなどは緑黄色野菜ではありません。

緑黄色野菜には、インゲン、カボチャ、小松菜、春菊、トマト、ニラ、人参、パセリ、ピーマン、ブロッコリー、ホウレンソウ、モロヘイヤなどがあります。

ビタミンBとビタミンCは毎日まめに摂ってほしい

ビタミンBとビタミンCは水に溶けるビタミンなので「水溶性ビタミン」と呼ばれています。水溶性ビタミンは、体に保存しておく場所がありません。

体に必要な量以上に摂った分は、摂ってから1～2時間もすれば尿と一緒にほとんど外に出てしまいます。

少しぐらい多めに摂っても、すぐに体の外に出ていくのですから、摂りすぎはあまり問題になりません。とにかく、**毎日まめに摂るほうがいい**のです。

ビタミンBは、一種類のビタミンではありません。いろいろな種類があり、「ビタミンB群」と呼ばれています。

ビタミンB_1が豊富なのは豚肉や穀類など。ビタミンB_2はレバー、ハツなど。ビタミンB_6はにんにくや肉、魚など。ビタミンB_{12}は貝類や魚卵、レバーなどです。

そのほかに、魚類、肉類などに多い「ナイアシン」、レバーやハツなどに多い「パントテン酸」、海苔やレバーなどに多い「葉酸」、レバーや落花生などに多い「ビオチン」など、ビタミンB群にはいろいろな種類があります。

特に、オレンジ、スイカ、メロン、グレープフルーツなどに含まれる「イノシトール」は脂肪肝の予防や改善に有効である可能性が高いのです。とはいえ、果物なので摂りすぎると糖質が過剰になってしまうので、注意が必要です。

ビタミンCが多いのは、赤や黄色のピーマン、ブロッコリー、キウイ、イチゴ

などです。ジャガイモやサツマイモにも含まれています。普通のビタミンCは熱に弱いのに、芋類のビタミンCは加熱されても破壊されません。

ところで、酸っぱいものにはビタミンCが多いと思っていませんか。「ビタミンC」と聞くとレモンを連想する人も多いでしょう。実際、ビタミンCを強調するために「レモン○個分」と書かれたパッケージはよく目にします。

けれども、実はレモンに含まれたビタミンCは、右に紹介した食品ほど多くはありません。レモンが酸っぱいのはビタミンCが入っているからではなく、クエン酸によるものです。

ビタミンA、D、Kは毎日摂らなくても大丈夫

ビタミンAの豊富な人参は「油で炒めると効率がいい」などと聞いたことがあるでしょう。**ビタミンA、D、E、Kは水に溶けず、油脂に溶ける、いわゆる「脂**

溶性ビタミン」です。

ただし、ビタミンAなどが溶けるのは、調理で使う油だけではありません。体の脂肪にも溶けます。

脂溶性ビタミンが体内の脂肪に溶けて、もっともたまる場所が肝臓です。

体内に蓄えられているので、健康な人なら脂溶性ビタミンは毎日摂らなくてもいいぐらいですが、それぞれによい働きをしますから、しっかり摂りましょう。糖質などと違って、食事で摂っている分には過剰症になる心配もありません。

脂溶性ビタミンが豊富な食材としては、ビタミンAなら人参、春菊、小松菜、ホウレンソウ、ウナギなど、ビタミンDならマグロのトロ、イワシ、カツオ、サンマ、サバ、マス、ウナギ、内臓類、バター、卵黄など、ビタミンEはアーモンド、大豆、落花生、マーガリン、ウナギ、エンドウ豆、シジミ、カツオ、卵、バター、サケ、アユ、ホウレンソウ、内臓類、牛乳など、ビタミンKは納豆、ホウレンソウ、キャベツ、白菜、牛乳、ジャガイモ、大豆などがあります。

ビタミンAもDもEもKも、食品で摂る分には摂りすぎになる危険性はほとんどありません。毎日食べても大丈夫です。

ただし、やはりサプリメントには要注意。食品とは桁違いの成分量が入っているからです。医師に相談せず、自主的に毎日摂るのは控えてください。

コレステロールはＨＤＬとＬＤＬのバランスが重要

「コレステロール」と聞くと、健康の天敵のようなイメージがありませんか。でも、それは勘違いです。コレステロールは体に必要な物質です。女性ホルモンの材料でもあり、脳の細胞にもたくさんあって、非常に重要な存在なのです。

コレステロール値は低いほうがいいのではなく、**ＨＤＬコレステロールとＬＤＬコレステロールのバランスがとれていることが理想**です。ＨＤＬは善玉、ＬＤＬは悪玉と呼ばれているので誤解されやすいのですが、どちらも必要で、どちらにも大事な役割があります。

悪玉という不名誉な呼ばれ方をするLDLは、栄養素を体のすみずみに運んでいきます。つまり、LDLがなければ、必要な栄養素が届かないのです。

ところが必要以上にLDLが多いと、運んでいった栄養素が使われず、それをLDLは血管の壁に置いてきてしまいます。それが動脈硬化の原因になるため、LDLは悪役のようにいわれているわけです。HDLはその置いてきたものを回収してくるので、ヒーロー扱いされるのです。

ですが、悪いのはLDLではなく、LDLを摂りすぎている体の持ち主です。ですから、「LDLを減らしましょう！」といわれているわけです。

コレステロールが含まれない油脂もある

どんな「油」にもコレステロールが含まれていると思っている人がいますが、大きな間違いです。

動物性の脂は、肉であれ魚であれコレステロールが含まれていますが、**植物性の油にコレステロールは含まれていません。**

ですから、コレステロール値が高いと医師から注意されている人は、すきやきは牛脂ではなく植物性の油（コーン油、菜種油など）を使って焼き始めるとか、白い脂肪が固まって張りついている肉は白い部分を切り落とすとか、少し工夫してコレステロールを減らしましょう。

ただし、植物性の脂肪は、コレステロールはなくても、動物性の脂と同じように高カロリーです。使いすぎには要注意。**一日の油の摂取量は、大さじ1～2杯**

とされています。

いずれにしても、植物性の食品からでも魚からでも、油脂は体に必要な、摂るべき栄養素です。「油抜きダイエット」と称する減量法もありますが、「油減らし」ならともかく、完全な「油抜き」はやめたほうがいいでしょう。

なお、植物性油脂と聞くとオリーブオイルなどの「油」だけが頭に浮かぶかもしれませんが、アーモンドやピーナッツ、カシューナッツなどのナッツ類にも油脂はたくさん含まれています。

肝臓は体に必要なコレステロールを作っている

このように、コレステロール自体はすごく大事なものです。

ただし、コレステロールは食品でも摂れますが、ある程度は肝臓で作られているので、食べ物でたくさん摂る必要はありません。

タンパク質が不足して病気になる人がいる一方で、ベジタリアンでも健康な人はたくさんいます。

植物から植物性のタンパク質を摂り、肝臓がコレステロールを合成しているので、大丈夫なのでしょう。

気にしすぎず、気にかけるくらいで構いません。**原則は、タンパク質をしっかり食事から摂る**ことです。

レバーは毒出しに関係するのか

最後に、レバーについて触れておきましょう。

「肝臓が悪ければ、レバーを食べればいい」などと聞いたことがあるかもしれません。悪い内臓と同じ部位を食べるといいというのは、東洋医学に根ざした考え方です。

ですが実際のところ、たとえ肝臓が悪かったとしても、**特にがんばってレバーを食べる必要はない**でしょう。

確かに、豚肉のレバーは赤身などに比べてはるかにビタミンＡが多く、葉酸やビタミンB_1・B_2・B_{12}も豊富です。

レバーにはレバーならではの栄養素があり、栄養価が高いことは間違いありません。しかも低カロリーという長所もあります。

けれども、そういうものはレバーでなければ摂れない栄養素ではありません。好きな人ならともかく、好きでもないのに無理して食べる必要はないのです。

レバーには鉄分が多いことを知っておいてください。

ですから、鉄分が足りてない人にはレバーもいいでしょう。特に毎月の月経で、出血が多い現代女性にはレバーもおすすめです。

ただし、特に不足していない人が鉄分を摂りすぎるのは問題です。鉄分が多すぎるために、体内で炎症が起きることがあるからです。その炎症は、特に肝臓で起きることが多いのです。

とりわけ中年以降の男性、そして脂肪肝の男性と、閉経後の女性は、鉄分の過剰に注意すべきです。「レバーが大好き！」という人も、食べすぎないほうがいいでしょう。

また、生の牛レバーにはO157など病原性大腸菌に感染する危険がともないます。

女性ホルモンが肝臓を守っていた

男性に脂肪肝が多いのには理由がある

女性ホルモンと肝臓には関係があるといわれています。もう少し正確にいえば、**女性ホルモンと「肝臓の脂肪代謝」には関係がある**といわれています。

多くの女性が体に蓄えていて、それを悩みの種としているのは、あまり悪さをしない「皮下脂肪」です。

一方、肥満の男性がお腹に蓄えているのは、悪さをする「内臓脂肪」のほうです。脂肪肝の脂肪の性質は、この内臓脂肪の性質と近いのです。

そして脂肪肝は、女性よりも男性のほうが多いのです。

これらのことから、男性に脂肪肝が多いのは、男性には女性ホルモンが少ないからではないか、といわれています。

つまり、女性ホルモンは肝臓の健康を保つ助けになっていると推し量れるわけです。

女性ホルモンは、月経のある女性の体内で豊かに分泌されています。言い方を換えれば、女性でも更年期を迎えた頃から女性ホルモンは減り始め、閉経後は分泌が大きく減ります。

つまり、月経のある女性は脂肪肝になりにくいものの、**閉経を迎えれば脂肪肝になりやすくなる**ということです。

女性ホルモンは長寿も支えている

女性の平均寿命が男性よりも長いのは、男性のほうが血管系の病気になる人が多いということもあります。多くの男性は中年ぐらいから内臓脂肪が増えていき、それで血管が古びる動脈硬化が起こり、さまざまな病気になるわけです。もっとも女性も閉経後になると女性ホルモンが作られなくなるので、男性と同じリスクが高まります。

つまり、**男女を問わず、女性ホルモンが多いほうが、寿命が長くなる可能性は高くなる**ということです。

イソフラボンは積極的に摂る

今、大豆に含まれている**「大豆イソフラボン」が更年期障害に悩む女性を支える健康成分として注目されています。**大豆イソフラボンが、女性ホルモン（エストロゲン）に似た働きをする「エクオール」という成分に、体内で変わるからです。

「12時間肝臓ダイエット」の「お助けフード」にも大豆を推薦しましたし、植物性タンパク質を含む食品としても大豆を挙げましたが、この女性ホルモンを補う意味でも大豆や大豆製品（豆腐や納豆など）を積極的に食べることをおすすめします。

ただし、大豆をたくさん食べて大豆イソフラボンを摂っても、全員が体内でそれを女性ホルモンに変えることができるわけではありません。

大豆イソフラボンがエクオールに変わるには特定の腸内細菌が必要なのです

が、日本人の約半数にはその腸内細菌がないとされています。

そういう人のために、エクオールを含むサプリメントが発売され、更年期女性に処方されています。

大豆製品と一緒に摂ることで、体内でエクオールが作られ、女性ホルモンが増えることになるわけです。肝臓にいい可能性も高いといえるでしょう。

以前は「乳がんのリスクがある」として女性ホルモンの補充を警戒する向きもありましたが、最近は少ないホルモン量を必要なだけ補充する治療が普及しています。

毒出し力を高める野菜の上手な摂り方とは

野菜は生で食べなくてもいい

レタスが山盛りになったグリーンサラダを食べて、「野菜をたくさん摂った」と思っていませんか。

残念ながら、レタスのような葉野菜は、見た目には多く見えても、実際の量は多くありません。重さを量ればわかることですが、生野菜サラダの中身の多くは空気です。見た目の量に惑わされないでください。

また、生の葉野菜をよく噛まずに飲み込んだのでは、食物繊維の本領が発揮できません。生野菜を食べるときには、いつも以上によく噛むことを意識しましょう。

野菜は生で食べるよりも、蒸し野菜や煮野菜にするのがおすすめです。生野菜よりも量が食べられます。レタスも、炒めたり、おでんに入れたりすると、おいしいし、量も食べられます。

伝統的な煮物では塩味が濃くなりがちなので、出汁《だし》を濃くとるなどして、塩や醤油に頼らないように調理しましょう。濃いめの出汁で野菜を茹でれば、甘みも出ます。

温野菜にすれば、**腸の中で食物繊維がよりほぐれて、ほかの栄養素に混じっていくので、脂肪もよくからめとってくれます。**腸内細菌にもよい影響があるとされています。

ただし、野菜を茹でたあとで茹で汁を捨ててしまうと、汁に溶け出た水溶性ビタミン（BとC）も捨てることになってしまいます。茹で汁も使うとか、茹でるのは短時間にするなどして、ビタミンの流失をできるだけ抑えましょう。

また、芋類に含まれるビタミンCは例外ですが、たいていのビタミンCは熱で破壊されます。ですからあんまり煮込んでしまうと、そこから多くのビタミンを摂ることは期待できません。

ホウレンソウなども、お湯に入れてから長時間ぐつぐつ茹でるのではなく、1分ぐらいでサッと引き上げましょう。

効率よく栄養素を摂取するためには、こうしよう

野菜は農家が作るものですが、大量生産をするために土壌改良が進んで、土壌のミネラルが減っています。その結果、野菜に含まれる栄養素も、昔に比べるとずいぶん減っています。

ですから、なるべく効率のよい保存や調理を心がけてください。

野菜は呼吸をしています。買ってきて、そのまま冷蔵庫で長く放置していたり、切ったままにしていたりすると、それだけでビタミンは逃げていきます。それによって水分も蒸発し、野菜は劣化していきます。

また、野菜は光合成をするため、光の当たる場所でも劣化が進みます。

温度が低すぎるだけで低温障害を起こしてビタミンが減ってしまう野菜もあるので、**暖かい所が原産のものは、常温保存か、冷蔵庫なら野菜室に**入れます。トマトも常温で追熟させるほうがリコピンが増えるそうです。

逆に、モヤシなどはチルド室のほうが、小松菜なら冷凍室に入れるほうが、ビタミンCを保てます。

熱を加えると栄養価が落ちる野菜も少なくありません。人参やカボチャなど、中まで色の濃い緑葉野菜は、油と一緒に加熱するほうがビタミンを摂れます。

逆に、大根やカブなどの淡色野菜は、加熱しすぎるとビタミンやミネラルが減っていきます。ビタミンBやCは茹でると茹で汁に溶け出すので注意しましょう。

「食物繊維」は
毒出し力をサポートする大事な食べ物

ここまで「栄養素は腸から肝臓に運ばれる」と説明してきましたが、実は「食物繊維」は別です。食物繊維は体に吸収されません。そもそも**食物繊維の定義は「人間の消化酵素で分解されない食べ物の総体」**です。

では、なぜ体に吸収されない食物繊維が大事なのでしょうか。不思議ですよね。実は、体に吸収されなくても、食物繊維には活躍の場がたくさんあるのです。

まず、食物繊維はサラッとしていなくて粘り気があるので、胃腸の中をゆっくりと移動します。胃の中もサッと通り抜けないので、**ほとんど0カロリーなのに、とりあえず満腹感を得られます。**特に食べすぎの人には心強い味方です。

なにより、食物繊維は腸の中にあるコレステロールや胆汁酸などを、からめとってくれます。食物繊維にからめとられた不要物は、便と一緒に体に排出されていきます。だからこそ「食物繊維を摂りましょう」とさかんにいわれているのです。

ですから、食物繊維は単独で食べるのではなく、肉などを食べるときに一緒に食べることで本領を発揮します。

食物繊維がたっぷりの海藻サラダなども、肉料理と一緒に食べてこそ。肉のコレステロールなどの脂肪をからめとって、便と一緒に排出してくれるからありがたいわけです。一緒に食べなくても、とりあえず満腹感は得られますが、悪者を退治してくれる食物繊維の本領が発揮しきれないので、もったいない食べ方になってしまいます。

ですから、肉を食べるときには、野菜、芋、キノコ類を一緒に食べましょう。食物繊維が大活躍して、肉の悪いものを排除してくれます。

ただし、水分が少ない食事では、逆に食物繊維が原因で便が硬くなってしまいます。**食物繊維をたっぷり摂るときには、一緒に水分も摂ってください。**

水分を一緒に摂れば、食物繊維はその水分を吸収して大きく膨らみ、腸を刺激して、お通じをよくします。便秘や下痢に悩んでいる人には、特に食物繊維がおすすめです。

また食物繊維は、腸の中にある乳酸菌やビフィズス菌のような、善玉菌のエサになるともいわれます。つまり、善玉菌を増やして、腸内環境を整えるのです。食物繊維は体にとって直接の栄養にはなりませんが、悪いものを腸の中でやっつけて、それが肝臓に行くのを防いでいるわけです。肝臓にとっても強いサポーターだと言えるでしょう。

海藻やコンニャクは調理法を工夫しよう

食物繊維にも「水溶性」と「不溶性」の2種類があります。

水溶性食物繊維は昆布、ワカメ、果物、里芋、大麦などに多く含まれています。

不溶性食物繊維は野菜、豆類、キノコ、果物、海藻、穀類などに多く含まれています。

どちらも大切ですので、「海藻だけ」「野菜だけ」などと偏らず、いろいろな食材を食べましょう。それぞれの食物繊維が、腸の中で手を取り合って大活躍してくれます。

ただし、**食物繊維は消化されない栄養素で、いわゆる「消化に悪い」わけですから、よく噛んだり、細かく切ったりして食べてください。**

海藻類は噛んで細かくするのはなかなか難しく、包丁で切りにくいものもあります。フードプロセッサーで細かくするなど、調理で工夫してください。市販のパウダーを少し混ぜるのもいいでしょう。

酒飲みには「休肝日」よりも「総量規制」が効果的

「アルコール性肝障害」はこんなに怖い

お酒が好きで、しかも飲むときには揚げ物や糖質の多いものを一緒に食べることが好きな人。加えて肥満の人は、「アルコール性肝障害」になるリスクがとても高いでしょう。

アルコール性肝障害とは、**お酒の飲みすぎが原因の「アルコール性脂肪肝」、それが高じた「アルコール性肝炎」、さらにひどくなった「アルコール性肝硬変」**です。

もともと肥満の人は、肝臓の細胞にも脂肪がたまっている可能性がとても高いのです。つまり「脂肪肝」です。

脂肪肝によってアルコールを解毒する力が弱っているのに、そこにさらにアルコールを注ぎ続ければ……、当然ですが肝障害は進んでしまいます。

また、ついつい深酒をして、深夜まで飲み続けるようなことはありませんか。もちろん飲み始める時間帯にもよりますが、一般的には深夜まで飲み続けるのは肝臓に負担をかけます。夜というのは、体内の代謝としては脂肪をためる時間帯だからです。

アルコールの毒の処理能力は人それぞれ

お酒を飲むとアルコールの成分はすぐに腸で吸収されて、血液の中に入ります。その9割は肝臓の代謝機能で分解され、1割は尿や息で排出されます。

肝臓で分解されたアルコールは、「アセトアルデヒド」という物質に変わります。

このアセトアルデヒドが、実は体にとっては有害物質。体内にアセトアルデヒドが長時間あると、二日酔いや悪酔いの原因になります。

アセトアルデヒドも水や二酸化炭素などに分解されて、やがては体の外に出て行きます。

ところが、このアセトアルデヒドを分解する時間が人によってかなり違います。**アセトアルデヒドを分解する能力が、高い人と低い人がいる**のです。

分解能力の高い人は、いわゆる「お酒に強いタイプ」。飲んでも全然変わらない人です。分解能力が低い人は「お酒に弱いタイプ」。飲めばすぐに顔が赤くなる人です。その中間に、まあまあの能力で「そこそこは飲めるタイプ」がいます。

3つのうちのどのタイプなのかは遺伝で決まっています。つまり、生まれながらの体質です。日本人の約1割は「弱い」タイプだといわれています。

飲んでいれば、お酒はだんだん強くなることもある

遺伝で決まっているのは、アセトアルデヒドを代謝する「アセトアルデヒド脱水素酵素」の働きです。この酵素が強い人と弱い人がいるわけです。**お酒に強いタイプなのか、弱いタイプなのかは生まれつきの体質で決まっている**ので、体質改善でお酒に強くなることはありません。

「飲む機会が増えて、ずいぶんお酒に強くなったよ」と言う人もいますが、根本的な体質が変わったわけではありません。

その一方で、肝臓の一般的な解毒作用でもアルコールやアセトアルデヒドは分解されます。こちらの解毒作用は、飲んでいれば多少は鍛えることができます。「そこそこは飲める」中間タイプの人が「お酒に強くなる」ことはあり得るわけです。

ただし、もともと下戸《げこ》の人は、それも鍛えることはできません。

お酒を飲むならこれだけは守ろう

ところで、ここが大切なポイントですが、「お酒に強い人」「そこそこ飲める人」=「肝臓が丈夫な人」というわけではありません。お酒が強い人でも大酒を飲み続けていれば、アルコール性肝障害や肝硬変になる可能性はあります。

肝機能を下げないために、どのタイプの人も「適量」を、それも時間をかけて飲みましょう。

では、「適量」とはどのぐらいの量でしょうか。

厚生労働省は「一日20g（純アルコール換算）」を適量としています。これは、**ビールなら中瓶1本、日本酒なら1合、ワインなら2～3杯**に相当します。

ただし、適量には個人差があります。アルコールやアセトアルデヒドの分解能力に個人差があるからです。また、男性のほうが女性よりもアルコールに強いとされています。女性のほうがアルコールによるリスクが高いということです。

「1時間で処理できるアルコールは体重1kgで0・1g」ともいわれます。ただし、これはあくまでも目安です。また、現在の体重ではなく「適正体重」で計算しなければいけません。体重が90kgの人でも、適正体重が60kgなら、60kgで考えるということです。

なぜ体重がひとつの目安になるかといえば、「肝臓の大きさ」が処理能力に関係があるからです。ただし、肝臓が大きい人のほうが処理能力も高いことは事実ですが、アルコールを代謝する酵素がどれくらい活発に働いているかでも違ってきます。

なお、男性のほうが女性よりアルコールに強いとされているのは、一般的に女性よりも骨格や体格が大きくて体重もあるからともいえますが、性ホルモンの影響もあるようです。

アルコールの処理能力は本当にかなりの差があります。「二日酔いしない」「気分が悪くならない」「悪酔いしない」ことを適量のひとつの目安にしてください。

休肝日は必要ない

「週に1日は休肝日をとりましょう」と聞いたことがあるかもしれません。

そうかと思うと、「週に2日は休肝日を」と説く本や、「休肝日なんていらない」と主張する専門家もいます。

いったい、何が正しいのでしょうか。

実は、**大事なのは「総量」**です。たくさん飲む人なら、ときには飲まない日を設けるほうがいいでしょうし、いつも少ししか飲まない人には休肝日がいらないかもしれません。

大酒を飲む人に必要なのは、肝臓を「休ませる」ことではありません。必要なのは、お酒の「総量規制」です。

お酒を飲むときには、必ず水分を摂るのが鉄則

お酒にも、糖質が多い種類と少ない種類があります。糖質が少ないほうが、肝臓には優しいお酒です。

糖質が多いお酒には、梅酒などの果実酒のほか、紹興酒、日本酒、発泡酒、ビール、チューハイ、ワインなどがあります。いわゆる「醸造酒」です。

逆に、焼酎、ウイスキー、ブランデー、泡盛、ウオッカ、ジン、ラム、テキーラなどの「蒸留酒」には、糖質が含まれていません。そのため、**蒸留酒のほうが脂肪肝のリスクを抑える**とされています。

一回に数種類のお酒を飲むつもりなら、アルコール度数の低いお酒から飲み始

めるといいでしょう。「とりあえずビール！」はその点、理にかなっているということです。

ですが、ビールは糖質が多いので、ウイスキーを炭酸で割ったハイボールなどを「とりあえず！」に採用するのがおすすめです。

なお、ウイスキーをストレートで飲むときなどに「チェイサー」としてお水が供されますが、ウイスキーに限らず、**お酒の合間にはお水を飲むといい**でしょう。

なぜなら、お酒を飲むと体内の水分量が足りなくなりがちだからです。その原因の一つは、アルコールに利尿作用があること。もう一つはアルコールの分解に体内の水分が使われるからです。お酒の合間にお水を飲めば、減ってしまった水分を補給することができます。

お水を飲めば、アルコールが薄められるばかりでなく、お酒を飲む量を抑える効果もあります。

肝臓を守る「酒の肴」の基本はこれだ

空腹なままお酒だけを飲むと、アルコールの吸収が早いので、アルコールの解毒作用にいそしんでいる肝臓に負担をかけます。ですから、お酒を飲むときには、何か「酒の肴《さかな》」になるものを食べてください。

肝臓がアルコールを分解するときには、タンパク質、ビタミン、ミネラルが使われるので、補充する意味でも、そういう栄養素をたくさん含んでいる食品がいいでしょう。一言で表せば**「高タンパク・高ビタミン・低糖質」**です。

具体的にいえば、豆腐、枝豆がおすすめです。さらには野菜、キノコ類、果物、魚介類、脂身の少ない肉、ナッツ類、チーズなども合格です。ただし、カロリーオーバーは避けましょう。

お酒の席でも、栄養のバランスを考える癖をつけてください。

とはいえ、いちいち「これには、どんな栄養素がいいのか」などと考えるのはめんどうかもしれません。そういう人は、大豆のような豆製品、チーズのような乳製品、魚や脂身の少ない肉など、タンパク源になりそうなものをまず食べてください。

そして、野菜など、ビタミンを含んでいそうなものも、忘れずに食べます。野菜なら「レタスよりもブロッコリー」などと、色の濃いものを選びましょう。いろいろな色を食べれば、自然にバランスがとれていくものです。

果物が毒出しを促す

果物に含まれている**「果糖」には、アルコールの分解を助ける働きがあります。**

また、果物の水分やカリウムは、アルコールの排出を促します。

特に「柿」にはタンニンの一種である渋み成分があり、アセトアルデヒドの作用を抑えることができます。

果物の効果は、それだけではありません。肝臓がアルコールを分解するときには、タンパク質、ビタミン、ミネラルが消費されるので、ビタミンCが豊富な果物はビタミン補給になるのです。

また、果物には食物繊維もあります。

さらに、果物であればゆるやかに血糖値が上がっていくので、お酒を飲む前後でも、飲みながらでも、食べることをおすすめします。

アルコールそのものから糖はできません。**糖質の少ないお酒だけを飲んで、何も食べずにいると、血糖値が上がらず空腹感をおぼえます。**

その結果、飲んだあとにラーメンライスのようなものを食べてしまう人が出てくるわけですが、そのコースはいただけません。

梅酒などの甘いお酒やビールのようにたくさんの糖質が含まれているお酒でなければ、血糖値をゆるやかに上げる果物をお酒のお供にするのは理にかなっています。

逆に、できれば避けてほしい酒席の食べ物も知っておきましょう。一言で表せば、避けてほしいのは「高糖質の食べ物」です。高糖質とは、たくさん砂糖が入っている食べ物だけではありません。穀類なども糖質です。

その観点から言えば、健康によさそうなイメージのある「春雨サラダ」や「お寿司」にも要注意です。春雨の成分は糖質がとても高いのです。お寿司もお米という糖質が主成分で、しかも酢飯には少なからぬ量の砂糖が入っています。

もちろん、少し食べる分には問題ありません。ただ、糖質の多い日本酒を飲みながら、お寿司をお腹いっぱい食べるようなことは、あまりおすすめしません。

毒出し力をキープする生活習慣

便秘は肝臓にも負担になっている

「便秘」は肝臓に負担をかけます。なぜでしょうか。

「腸内環境」が肝臓に影響することは、ほぼ確かです。

腸の中で悪玉菌が増えれば、肝臓が腸に送り出した胆汁に含まれる「胆汁酸」の性質は、腸の中で変化します。その変化した胆汁酸が、再び肝臓に戻ることを「腸肝循環」と呼びますが、肝臓に戻ってきた胆汁酸は、また胆汁と一緒になります。

この**胆汁酸の状態がよくないと、肝臓に炎症が起こる**ということが、最近わかってきました。

肝臓の病気が深刻になるのは、炎症が原因です。そのような炎症を起こさないためには、悪い胆汁を体の外に排出すること、つまり排便をスムーズにすることです。

そのためにも、食事ではぜひ食物繊維と水分を摂りましょう。

運動習慣はやっぱり大切

肝臓が働くためには、大量の血液が必要です。

ところが、食後は胃腸に血液が集まってしまうので、肝臓の血液が減って、肝臓の負担は増えてしまいます。食後にすぐ動くと、ますます肝臓の負担は増えるばかり。

ですから、食べた直後は激しい強い運動を控えましょう。少しおとなしくして、ゆったり過ごすほうがいいでしょう。

肥満の人や糖尿病の人の血液の中には、大量の糖質が流れています。

そもそもは糖質を摂りすぎないことが大事なのですが、もしも摂り入れたすべての糖質を筋肉や肝臓に蓄えることができれば、余分な糖質は血液に流れ出さず、高血糖の問題も起こりません。ですが、グリコーゲンというかたちで糖質を蓄えることができる筋肉も肝臓も、残念ながら蓄えられる量には限度があります。

ところで、筋肉と肝臓には大きな違いがあります。

私たちは、肝臓を鍛えて、糖質の貯蓄量を増やすことはできません。

一方で、筋肉は鍛えて筋肉量を増やすことができます。**筋肉量が増えれば、糖質の貯蓄量を増やすことができます。**

それだけではありません。筋肉は体を動かしていないときでもエネルギーを消費しているので、**筋肉が増えれば「基礎代謝」が上がって、より多くのエネルギーが消費されます。つまり、体に蓄えられた脂肪が減っていく**ということです。

ですから、筋肉を増やしましょう。脂肪肝の予防にもなり、すでに軽めの脂肪肝の人にも改善効果があります。運動は脂肪肝退治の強い味方です。

体重が減らなくても十分に効果は出る

意外に思うでしょうが、実は運動によって「体重減少という結果」を出す必要はありません。必ずしも「痩せなくてもいい」のです。

なぜ、体重が減らなくても大丈夫なのでしょうか。

「内臓脂肪は、皮下脂肪よりも先に落ちる」ということは、けっこう知られています。実は、肝細胞の中の脂肪は、内臓脂肪よりも先に落ちます。ということは、運動をすれば、**肝臓の脂肪→内臓脂肪→皮下脂肪の順で落ちていく**、ということです。

美容上は皮下脂肪を先に落としたいところですが、肝機能を下げるやっかいな脂肪から先に落ちてくれるのはありがたいですね。その効果は体重が落ちる前にあらわれます。

ただし、すでに肝炎になってしまった人は、運動は控えてください。絶対安静とは言いませんが、少なくとも激しい運動は肝炎の人にはご法度です。

サプリメントは毒出しに効果があるのか

この章の最後に、サプリメントについて触れておきましょう。

コロナによって免疫への関心が高まり、サプリは空前の売れ行きです。けれども、サプリメントはあくまでも健康食品であって、医薬品ではありません。薬のように厳格な検査を受けて市場に出回っているわけではないのです。

栄養素の不足は、まずは食生活で補うことが基本です。

サプリとは「補う」という意味なので、不足している人にはとても効果があるのですが、食事で足りている人に上乗せする必要はありません。もともと足りている人にはメリットがさほどないことが多いばかりか、成分が凝縮されているだけに、下手をすると過剰摂取になってしまいます。

ですから、病気の人が自己判断で飲み始めることは厳禁です。

食品とサプリでは成分の入っている量が、文字どおり桁違いです。特定の成分が桁違いに多いからこそ、サプリには注意が必要なのです。

肝臓の専門医は、患者さんの肝臓が悪くなった原因を細かく調べるために、必ず常用しているサプリメントを尋ねます。サプリがすべて悪いわけではなく、量が多すぎたり、体質に合わなかったりして、逆に肝臓を悪くしてしまう人が多いからです。また、サプリや健康食品が、処方薬の効果を妨げることもあります。

ウコンもそうですが、漢方薬が肝臓を悪化させる例も多いのです。病院が処方する漢方薬ではなく、いわゆる漢方薬局で買った、植物の根のようなものです。成分が強いので、自己流で毎日飲み続けるのは危険でしょう。

第4章

キレイな腸は肝臓を元気にする

腸と肝臓の「深い関係」って、どういうもの？

腸と肝臓の間には「門脈」という唯一無二の血管がある

「腸内環境」「腸内細菌」「腸内フローラ」などの言葉を聞いたことがない人はいないほど、「腸」はホットなトピックです。

ですが、腸を単体で考えても意味がありません。肝臓とセットで捉えてこそ、「なぜ腸内環境が大切なのか」もわかってきます。

なぜなら、**肝臓は腸ともっとも強くつながっている臓器**です。

一昔前まで、専門家も「肝臓と腸」を深く結びつけて考えていませんでした。

肝臓と腸は、別々に研究されていたのです。けれども、肝臓と腸内細菌が深く関わっていることが少しずつわかってきました。

まず、肝臓と腸は「ほかの臓器には存在しないもの」で結びついています。それが「門脈」。唯一無二の特別な血管です。

血管には動脈と静脈があることはご存じですね。動脈は心臓から送り出された血液を流す血管。静脈はそれぞれの臓器から血液を心臓に戻す血管です。

門脈は性質からいえば静脈の一種ですが、「肝臓に栄養素を運ぶ」ためだけに、特別に進化した血管です。あなたが何かを食べたり飲んだりすれば、それは胃を通って腸まで運ばれます。腸で吸収された多くの栄養素は、血液に混じって、門脈を通って肝臓に運ばれ、肝臓は優先的にそれを処理します。そして、それが体のすみずみにまで送られるわけです。

肝臓には静脈も動脈もつながっています。つまり普通の臓器と違って、肝臓は3種類もの血管とつながっているわけです。

肝臓は体内にある優良な大規模化学工場です。現実社会の大企業にも、重要な組織とは特別なパイプがあるのと同じようなものでしょう。

腸は内も外も免疫細胞の塊

肝臓ではクッパー細胞と名づけられた免疫細胞が、肝臓に入ってきた病原菌などの異物から体を守っています。

腸も、免疫器官としてメジャーな存在です。口から入った病原菌から体を守るために、腸には体内で最大規模の免疫器官が備わっています。実に体内の**免疫細胞の約7割が、腸に集まっている**といわれています。

特に最近、注目されているのは「腸間膜」です。腸間膜とは、腸を吊り下げるように固定させている腹膜です。薄いのですが、丈夫な膜です。

その腸間膜の中を、腸に至る血管や神経が通っています。そして、その腸間膜の中でも、いろいろな免疫細胞が働いてくれているのです。

実に腸の内外は、免疫細胞の塊だといえるでしょう。

腸と肝臓は門脈を通じて直につながっています。もしも**腸の免疫機能が十分に働かなければ、本来なら腸で退治されるはずの病原菌が門脈を通って肝臓にまで行ってしまう**でしょう。

腸内細菌からは、エンドトキシンなどという毒性のある物質も発生しています。腸内環境が悪化すればほかにも毒性のある物質が増え、それらも肝臓に運ばれます。そういう有毒物質を解毒する機能を肝臓は備えていますが、有害物質が増えれば肝臓の負担も増えるので、増えすぎれば肝機能に悪影響を及びます。

ときには、腸のバリア機能が破綻することもあります。これも、肝機能に悪影響を及ぼします。

実際のところ、腸内環境が悪くなって影響を受けるのは、体のあちこちにあるいろいろな臓器です。腸内環境の良しあしは、認知症にも関わるといわれています。

とはいえ、もっともダイレクトに影響を受けるのは、直接つながっている肝臓です。

腸内細菌が整うと、肝臓も元気になる

厳密に言えば、「○○をすれば腸内環境がよくなって、ひいては肝臓にもいい影響を与える」と証明した研究はありません。

けれども、**腸を整えることが、ひいては肝臓の元気を保つことになる**ことは想像に難くないでしょう。

逆に、肝臓の状態を悪くするのは「炎症」です。ですから、肝臓を長持ちさせ

るには「炎症を抑える」ことが必要です。そのためにも腸内細菌を整えることは必須です。

腸内細菌といえば「善玉菌」「悪玉菌」という言葉がよく出てきますが、その良しあしも肝臓への影響と連動していると考えられます。

悪玉菌が過剰にならないように善玉菌を増やしたいところですが、大切なのはバランスです。「〇〇菌だけが増えればいい」ということはありません。

たとえば、善玉菌のひとつである酪酸菌には炎症を抑える作用があるとされますが、特定の腸内細菌のサプリを大量に飲めばいいわけでもないのです。

「胆汁酸」が腸内フローラを豊かにしている

「胆汁」は肝臓が作っている消化液です。

「胆汁酸」は胆汁に溶け込んでいる物質ですが、実はたくさんの種類があります。

胆汁酸はコレステロールを材料にして肝臓で作られたもので、脂肪に近い性質をもっています。

では、胆汁酸は何をしている物質でしょうか。

胆汁酸の働きを一言でいうと「腸の中で脂肪の吸収を助ける」ことです。もう少し詳しく解説しましょう。

あなたが食べ物や飲み物から摂った脂肪が腸にまで届くと、肝臓ではコレステロールを材料に胆汁が作られ、それは胆嚢に入れられます。

胆汁に含まれた胆汁酸は、胆嚢から腸（十二指腸）へと送り出されます。

そして胆汁酸は、腸の中にある脂質を乳化します。

一方、膵臓もまた腸とつながっています。その膵臓からは、消化酵素を含んだ膵液が腸に届けられます。

胆汁酸は、その消化酵素の働きを助けるので、脂肪が消化されることになります。

脂肪を消化しながら胆汁酸は長い腸の中を流れていき、小腸の最後で再び吸収されて、肝臓に戻されます。胆汁酸が再利用されて、これを**「腸肝循環」**と呼びます。

誰の腸の中にも「腸内細菌叢《そう》」があります。「叢」は「草むら」という意味ですが、転じて「何かが群がって集まっている」様子を意味します。

この腸内細菌叢こそが、「腸内フローラ」と呼ばれ、注目を集めているものです。腸の中には1000種以上の腸内細菌が600兆～1000兆個も棲んでいるのですが、同じ種類の菌が集まっていて、まるで美しいお花畑のように見えることから「フローラ」と名づけられました。

個人差がありますが、この腸内フローラの中に特定の菌が多い人には、発がん性物質ができやすいことがわかっています。

腸内フローラは、胆汁酸の影響で変質する

胆汁酸にもいろいろな種類があります。

胆汁酸が長い腸の中を通っているとき、腸内細菌によって、その胆汁酸は別の種類の胆汁酸に変えられていきます。そして、変えられた胆汁酸そのものに、発がん性があるという説もあります。

つまり、**胆汁酸は腸内細菌の影響を受ける**わけです。

一方の腸内フローラも、入ってきた胆汁酸の種類によって、ある種の菌が増えたり減ったりします。

胆汁酸には殺菌作用があるので、腸内細菌を殺すこともあります。

また、C型肝炎の患者を調べたところ、腸内細菌がだいぶ変わっていることがわかりました。そして、それは胆汁酸が変わるからではないか、という説もあり

ます。

これらは、肝炎によって胆汁酸のバランスが変わり、その結果、腸内細菌も影響を受けたという仮説です。

このように胆汁酸と腸内フローラは、お互いに影響を及ぼし合う仲だというわけです。こういう腸内の神秘的な現象がわかってきたのは、この10年以内のこと。この現象が果たして体にどんな影響を与えるのか、多くの研究者が注目しています。

NASHになるかのカギを握るのも腸内環境

脂肪肝にも二つの種類があることは前に述べました。肝臓に脂肪がたまっているだけの「単純性脂肪肝」が一つで、これが脂肪肝の約8割を占めます。

残りの1~2割の人は、病気が進行してしまうNASH（非アルコール性脂肪肝炎）です。

専門医の間では「なぜ、同じように脂肪がたまっているのに、NASHになる人とならない人がいるのか」が大きな関心事になっています。

ある研究者は、その原因が腸内環境にあるといいます。「肥満の人は、腸内細菌が変わって、そこから毒素が出て、それと胆汁酸が一緒に肝臓に戻ることで、肝臓に炎症が起こってNASHになるのではないか」という説です。

肥満や運動不足が腸内細菌になんらかの影響を及ぼし、胆汁酸が運搬役になって悪いものを肝臓に運び、それがNASHの原因になっているというのです。

とても複雑なメカニズムで、まだ仮説の段階ですが、単純にいえば「腸の中にNASHの可能性を増やす腸内細菌（いわゆる悪玉菌）がいて、腸内環境が悪ければ、脂肪肝はNASHになる」可能性があるというわけです。

実はこのメカニズムは脂肪肝に限らず、がんにも当てはまるという説もあります。

いずれにせよ、**腸内環境をできるだけよくしておく**ことが望ましいのです。

腸内環境と肝臓の関係に注目が集まってきたのは最近のことですが、腸内細菌は腸の中にただ棲んでいるだけではなく、そこにいろいろな物質が吸収されて、体に影響を与えることがわかってきました。

腸から物質が最初に届けられるのは肝臓なので、当然のことですが、肝臓は最初に影響を受けます。さらに、肝臓を通過して、ほかの臓器にまで届く菌もあるようです。脳にまで達する菌もあるという説もあります。

肝臓を健康に保つには、腸内環境をよくしておかないといけないことがおわかりでしょう。

腸内環境をよくするための3つヒント

ポイント① 便秘は解消しよう

腸内環境をよくするための秘訣はたくさんありますが、基本的なことを紹介します。

便の8割は水分です。2割は、食物繊維など吸収されなかった食べ物、腸内細菌、剝がれた腸粘膜です。

腸内環境が悪ければ、便秘や下痢になりやすくなります。**便秘や下痢の解消は、腸内環境をよくする第一歩。**定期的にいい便を出すことを目指しましょう。

いい便は、硬すぎず軟らかすぎず、ほとんど臭いません。そういう便を、規則正しく出す力を鍛えてください。

とはいっても、どのように鍛えればいいのか。

まず、**肝機能を上げるための「12時間断食」は腸内環境の改善にも大いに役立つ**ことは、すでに触れました。しかも、食べない時間を作って、胃と腸を空っぽにしたあとで食事をすると、腸の蠕動《ぜんどう》運動が起きやすくなります。12時間あけて食事をするのは、便意をもよおすためにも望ましい習慣です。

また、水分もしっかり摂ってください。特に朝いちばんにコップ１杯の水を飲むと、腸が刺激されます。

当然、胃腸の弱い人は、食べ物をよく嚙んで消化をよくしてください。

お腹が冷えないように、温めることも心がけましょう。

ポイント②　やっぱり体は動かすほうがいい

適度に体を動かせば、腸にもいい刺激があります。

運動してインナーマッスルを鍛えれば、腸の蠕動運動が促されます。腸の蠕動運動が弱ければ、腸内では悪玉菌が優勢になってしまいます。腸内環境を整える「腸活」という言葉も出てきましたが、腸活の5割は「運動」が理想だそうです。

腹筋を意識しながら、歩くだけでもいいでしょう。

お腹を刺激するような、軽い体操もおすすめです。腹筋運動はもちろんですが、ウエストをゆっくりねじったり伸ばしたりするだけでも効果が期待できます。

大腸や小腸を意識しながら、お腹を時計回りにマッサージするのもいいでしょう。

ポイント③　善玉菌を増やす食事をしよう

腸の中の善玉菌を増やすには、「善玉菌を含む食品」と「善玉菌のエサになる食品」の両方を食べるといいそうです。

善玉菌を含む食品として挙げられるのは「発酵食品」です。発酵食品には乳酸菌が豊富なので、腸内細菌が増えて、炎症が抑えられます。

大豆製品の味噌、納豆は発酵食品の代表格です。さらに、チーズ、ヨーグルト、キムチなども挙げられます。

善玉菌のエサになる食品としては、食物繊維の多いものです。**食物繊維は善玉菌の栄養源となって、腸の蠕動運動を促します。**食物繊維の多い食品はたくさんありますが、大豆などの豆、オクラやゴボウなどの野菜、海藻、キノコは代表格です。

さらに、豆乳もいいといわれます。大豆オリゴ糖を含んでいるので、善玉菌の栄養源となって、腸内環境を整えるのだそうです。

また、オリゴ糖を含んでいるバナナやタマネギ、大豆やアスパラガスなどもいいといわれています。

腸活は、運動5割、野菜・キノコ・豆類・海藻などの摂取が4割、発酵食品の摂取が1割ともいわれています。

ただ、「いろいろ心がけるのは挫折しそう」という人は、とりあえず週1回の「12時間断食」だけでも続けましょう。

第5章

肝機能を落とす病気

脂肪肝をほうっておくとどうなるのか

「肝臓の線維化」が引き起こす恐ろしい事態

肝臓の一つひとつの細胞（肝細胞）に、水滴のような脂肪がたまるのが脂肪肝です。その脂肪によって、肝臓の細胞が少しずつ壊れていきます。

ですが、肝臓は予備力がたっぷりあり、しかも「再生」しやすい臓器です。たとえ一つの細胞が壊れても、肝臓は何度でもそれを「修復」して、再生します。しかも、壊れた肝臓の細胞は、取り除かれて、分解されて、栄養素として再利用されます。

ところが、です。肝臓の細胞が壊れるときに、「炎症」が起きることがあります。

そして炎症が起きていると、肝臓は再生するときに「結合組織」と呼ばれる余分な物質を作ります。

修復や再生を繰り返しているうちに、その結合組織はどんどん厚くなっていき、組織の中に壁が作られていきます。

細胞の横に作られる網目状の布紐のようなそれは「肝臓の線維化」と呼ばれます。

このようにして**肝臓の細胞の一部が線維に置き換わり、肝細胞が少なくなることで、肝臓の機能は低下します。**増えた結合組織は、肝細胞へ血液が流れるのを邪魔するので、ますます肝臓の機能は低下します。

線維化そのものは何かの症状を引き起こすわけではありませんが、**線維化が繰り返されると肝臓は硬くなり、やがてそれが「肝硬変」という深刻な病気につながります。**

ただし、なぜか線維化が起こる人と、あまり起こらない人がいます。その違いがどこからくるのかはまだ研究途上です。

ここから、第2章でも述べた「専門医さえ悩ませる、NASHの謎」につながっていくわけです。

肝臓が炎症を起こした病気が「肝炎」

「肝炎」とは、文字どおりなんらかの原因で肝臓に炎症が生じる病気です。炎症が生じれば、肝臓の細胞が破壊され、肝臓の機能は次第に落ちていきます。治療しなければ、肝硬変や肝臓がんに進行していくのです。

肝炎は自然に治る場合もある一方で、重症化して「劇症肝炎（急性肝不全）」となり、命に関わるケースもあります。また、慢性化することもあります。

肝炎には幾つかの種類がありますが、**脂肪肝の人が警戒してほしいのは「NASH（非アルコール性脂肪肝炎）」**です。

脂肪肝になった人の10～20％は、ＮＡＳＨになります。10～20％と聞くと少なそうですが、母数が多いので実際の人数はかなりにのぼります。

ＮＡＳＨは一般的に「脂肪肝炎」と呼ばれる状態で、進行性の慢性肝炎です。つまり悪化が進む、慢性化した病気ということです。

このＮＡＳＨという脂肪肝炎こそが、「肝硬変」や「肝臓がん」という深刻な病気のもとになる病気です。**「脂肪肝」→「脂肪肝炎」→「肝硬変」→「肝臓がん」**というプロセスをたどることになるかもしれないということです。

脂肪肝の人がＮＡＳＨになるかどうかは、肝臓の脂肪化の程度とは無関係です。脂肪肝がひどくなっていった先に脂肪肝炎になるのではなく、脂肪化の程度が軽くても脂肪肝炎になることがあるのです。そして、そういう人がとても多いのです。

逆に、脂肪肝がひどくなっても、脂肪肝炎に進まない人もいます。世の中はとかく理不尽ですよね。

とはいえ、脂肪肝炎が「脂肪肝に炎症や線維化をともなう異常が起きる」病気であることに違いはないのですから、**脂肪肝の人は誰でも脂肪肝炎になる可能性があると思って用心しておくほうがいい**でしょう。

脂肪肝炎は、お酒をほとんど飲まない人でもかかります。ウイルスに感染していない人でもかかります。

実際に肝臓がんにまで進む人の比率は、NASHの人よりも「アルコール性脂肪肝」や「肝硬変」の人のほうが少し高いのですが、NASHの人も数%は最終的には肝臓がんになっています。

抗生物質や鎮痛剤の副作用が原因の肝炎もある

脂肪肝が原因ではなく、「肝炎」になる人もいます。そのひとつが「肝臓に影響を及ぼしやすい薬」の副作用です。

肝臓に影響を及ぼしやすい薬とは、抗生物質や鎮痛剤です。

鎮痛剤で有名なのはアセトアミノフェンです。

特にアメリカでのことですが、コロナ禍でも最初は「アセトアミノフェンを使いなさい」といわれたものです。

安全な解熱剤ですが、たくさん飲むと副作用が出てしまう薬です。といっても、アメリカ人は痛みに弱く、鎮痛剤の量が多いことで知られています。つまり、薬の飲みすぎとも考えられ、そのせいで肝障害も多いのです。

日本人で、通常以上の飲み方をしているのでなければ心配はないでしょう。

実際のところ、薬が原因で肝障害になることは多くはありません。とはいえ、皆無というわけでもありません。気づかずにほうっておくと、副作用は重くなります。

もしも、解熱消炎鎮痛薬、抗がん剤、抗真菌薬、漢方薬など、なんらかの薬を飲み続けていて、急に倦怠感、発熱、黄疸、発疹、吐き気・嘔吐、かゆみなどが出たり続いたりした場合には、医師や薬剤師に連絡してください。

抗生物質や鎮痛剤の副作用で肝炎になる可能性がゼロではないからです。

「ウイルス性肝炎」が「肝硬変」に進むプロセスとは

肝炎にもなれば、自覚症状も出てきます。

慢性肝炎になれば、一日中だるく、翌日になっても疲れが抜けません。食欲が落ちるのに、その一方で脂っこいものが食べたくなります。

肝臓の血流が滞ることが原因で、痔になる人もいます。

アルコール性肝炎なら、飲酒量が減ることがあります。

薬が原因の肝炎なら、38℃以上の熱が続いたり発疹が出ることがあります。

いずれにしても、肝臓が本当に悪くなった人にはいろいろな治療法があるので、専門医に相談して治療を受けてください。


脂肪肝が原因ではなく起こってしまう肝臓の線維化もあります。

B型肝炎やC型肝炎なども肝臓が炎症を起こしている状態ですから、肝細胞の破壊と再生が繰り返されるうちに、やはり肝臓の線維化が進み、肝硬変に進む危険性があります。

どちらにせよ、心配な人は定期的に検査に行き、きちんと治療を受けてください。そうしないと、肝硬変へ、さらには肝臓がんへと病気が進んでしまう可能性は高いのです。

「ウイルス性肝炎」は誰もがかかる病気なのか

食べ物に注意して防ぎたいA型とE型

肝臓に炎症が生じる原因として、前項では主に脂肪肝を説明しました。**脂肪肝から生じた肝炎が「脂肪肝炎」**です。

脂肪肝のほかに、自己免疫や薬などが、肝炎の原因になることもあります。ですが、実は、もっとも多い原因はウイルスです。ウイルスが原因の肝炎が、「ウイルス性肝炎」です。

ウイルス性肝炎には、A型からE型まであります。「B型肝炎」や「C型肝炎」という言葉は聞いたことがあるでしょう。ABCDEというのは、ウイルスの種類です。見つかった順に付けられた名前で、ウイルスのタイプがそれぞれ違います。

A型とE型は食べ物から感染し、B型とC型は血液から感染します。D型は日本ではあまり見られません。

A型とE型は、食べ物で感染します。それによって生じる肝炎は食中毒のようなもので、特殊なケースを除いて、たいていの場合は慢性になりません。

A型は魚介類からの感染が多く、E型はレバ刺しのような「生の肉」から感染します。今の日本ではそれほど多く起こりませんが、衛生状態の悪い国や地域に行くときには、現地の食べ物に注意しないといけません。

このウイルスに感染し、肝炎が発症したからといって慢性化する心配はなく、普通は治ります。

ただし、まれに劇症になって死亡する人もいます。**きちんと処理されていないホルモンは生焼けで食べない**など、自分で注意して防いでください。

「A型肝炎またはE型肝炎の流行地域へ旅行する際は、飲料水、非加熱の貝類、非調理で皮付きの果物・野菜を摂らないよう注意しましょう」と呼びかけている自治体もあるぐらいです。

血液感染で社会問題になったB型とC型とは

B型とC型は、ウイルスに感染している人の血液を介して感染します。

まだ学校の集団接種で予防注射の針を使い回していた数十年前のことですが、たくさんの人がウイルスに感染して社会問題になりました。悲しいことに慢性化して、肝炎のつらい症状に苦しんでいる人は今もいます。

これらの肝炎は、感染者の8割に全く自覚症状がないので、本人も知らないうちにウイルスに感染し、そのまま肝臓にウイルスが潜んでいるという人が少なくありません。

ただし、自覚症状がなくても、**ほうっておけば肝硬変になることもあり、そうなるとかなり高い確率で肝臓がんができる厄介な病気**です。

今でも両方を合わせれば100万〜200万人も患者さんがいるのですが、いい薬が開発されてきたので、患者はどんどん減っています。

ただし、残念ながらB型のほうは、完治できる薬がまだありません。専門家が一生懸命に研究しているところです。

C型肝炎はもう怖くない

C型肝炎は完治する薬ができたので、かなり安心です。とはいえ、昔はたくさん患者さんのいた病気ですから、主な感染経路は知っておきましょう。

C型肝炎は、血液を介してかかります。ですから、ピアスの穴をあけるときでも、他人に使われた針を消毒して使わなければ、感染する可能性があります。

ピアスよりも危険性が高いのは、タトゥー(入れ墨)です。針の先に染料を乗せて真皮まで打ち込んでいくので、針が汚染されていると、感染する確率が高くなります。

とはいえ、衛生観念が高まった今では、どちらもほとんどなくなりました。

C型肝炎をかつてのように怖がる必要はもはやありません。

以前の薬と違って、副作用がほとんどなく、**2カ月も飲み続ければウイルスが消えて完治する薬がある**からです。保険もききます。

将来はC型肝炎で亡くなる人はいなくなり、それが原因の肝臓がんも減ることでしょう。

ウイルスは誰にでも潜んでいる可能性がある

ただし、いくら完治する薬ができたからといって、**適切な治療を受けるには、自分にC型肝炎ウイルスが潜んでいるかどうか、検査を受ける必要があります。**

知らないうちに体内に潜んでいる人が少なくないからです。

ほうっておくと、肝炎から肝硬変へと病気が進み、命に関わります。

初期には自覚症状がほとんどないので、検査で見つけてもらわなければいけないのです。

ですから、一回も検査したことない人は、一度でいいから検査に行ってください。

B型もC型も、肝炎ウイルス検査は市区町村や職場の健診で無料で受けられます。

検査を受けて、もしもウイルス性肝炎だとわかったら、すぐに専門医に相談してください。

C型肝炎なら、2カ月で治ります。

B型肝炎であれば、完全には根治できませんが、それでもいい薬はあります。ですから、まずは受診してください。

肝炎の人は「高タンパク食品を」とアドバイスしている本などもありますが、まずは専門医を受診すること。食事は二の次だと思ってください。

「B型肝炎」について知っておいてほしいこと

性交渉で感染する人が増えている

A型からE型まであるウイルス性肝炎ですが、B型肝炎だけ少し詳しく説明させてください。ほかの型とは違う状況にあるからです。

かつてはB型肝炎で亡くなる人も多かったのですが、今はいい薬ができたので心配はほとんどいりません。

また、最近は乳児のときにワクチンを打つようになっています。

ただし、**一度かかってしまうと、たとえ薬を飲んでもB型肝炎ウイルスを体内から完全に排除することはできません。**

症状が出ないままウイルスを潜ませている人もいれば、つらい症状が長期的に続く「継続型」、一度治って再び発症した「再発型」、発症と収束を繰り返す「再々発型」など、症状に苦しむ人にもいろいろなタイプがあります。発症して何十年間も薬を飲み続けてきた人も少なくありません。

B型肝炎の原因ですが、一昔前は出産時の母子感染や、集団予防接種でした。けれども、近年はその経路で感染することは減っています。

その代わり、性交渉で感染することが増えました。これは従来のB型と少し違い、「ヨーロッパ型」と呼ばれています。

怖いのは、大人になってからこのタイプに感染すると、ウイルスが体の中に残ってしまい、慢性化する確率がやや高いことです。

B型肝炎ウイルスの感染力は、エイズウイルスよりもはるかに高いのです。本来は血液感染なので傷から感染することもありますが、粘液でもうつるので、キスなどが原因になることもあります。

ちなみにC型肝炎も性行為でうつりますが、感染する確率はずっと低いです。B型はワクチンを打った人は安心ですが、打っていない人は危険だと思ってください。

発症せずに自然治癒した人も多い

実は知らないうちにB型肝炎にかかっていて、自然に治っていた、という人も少なくありません。

かつてB型肝炎にかかったことがある人は、自然治癒していても、今もB型肝炎ウイルスが肝臓の細胞の中にひっそりと潜んでいます。

もし血液検査で「HBs抗原が陰性・HBc が陽性」だと告げられた人は、「現在は血液中にB型肝炎ウイルスはいないものの、かつてはいた可能性がある」と理解してください。そういう人は、**定期的に血液検査を受けるといい**でしょう。

といっても、心配はいりません。

免疫細胞が肝臓を見張っていて、肝臓に潜んでいるウイルスが出てきたら、すぐに叩いて退治してくれるからです。そうして一生を終えるので、あまり怖がる必要はありません。

万が一、ウイルスが暴れ出したとしても、薬を飲めば収まります。

「抗がん剤」を使用するときには要注意

ただし、B型肝炎にかかったことがある人には、一つだけ注意点があります。

何かの病気で「免疫を抑える治療」を受ける場合には、**「B型肝炎になったことがある」と医師に伝えてください。**

免疫を抑える治療を受ける可能性があるのは、がん、リウマチ、潰瘍性大腸炎、クローン病などの「自己免疫疾患」です。

自分で自分を攻撃してしまう病気を抑えるために「免疫抑制剤」を使うと、肝臓を見張っている免疫細胞の働きまで抑えられてしまいます。

そうなると、潜んでいたＢ型肝炎ウイルスが暴れ出さないとは限りません。これを**「再活性化」**といいます。

もっとも、ほとんどの医師はわかっているので、治療の前に検査をしてくれるはずです。

「肝硬変」になってしまったらどうするか

肝臓の線維化が進むと肝臓が硬くなる

脂肪肝で炎症が起きて線維化が進むと脂肪肝炎になり、それが慢性化すると「慢性肝炎」になります。

慢性肝炎で肝臓の線維化がさらに進んでいくと、肝臓が硬くなって機能しなくなる「肝硬変」になります。

脂肪肝でなく、ウイルス性の肝炎も、線維化が進めば同じように肝硬変になります。

「沈黙の臓器」と呼ばれる肝臓でも、肝硬変にまで進めばさすがに自覚症状が出てきます。「疲れやすい」「食欲が落ちる」などのほか、体重が落ちることもあります。肝臓の血流が滞って、痔になる人もいます。

肝硬変になってしまうと危険だとさんざん脅かしてきましたが、では実際に肝硬変になると、どういうことになるのでしょうか。

例を挙げましょう。肝臓以外にもいろいろな不都合が起こります。

たとえば、血液の「凝固因子」と呼ばれる物質はたくさんありますが、そのほとんどが肝臓で作られています。**肝硬変になると、その血液の凝固因子が作られなくなり、ケガをしたときなどに血が止まりにくくなります。**

また、コレステロールをはじめとして、いろいろな免疫系に重要な物質も不足するので、**免疫力がとても落ちて感染症にもかかりやすくなります。**

肝臓は食べ物に含まれたアミノ酸を材料に、タンパク質を作ります。これは代謝の機能のひとつです。タンパク質にもいろいろな種類がありますが、「アルブミン」はその代表格です。

ところが肝硬変になると、肝臓の代謝機能が十分に働かないので、このアルブミンも減ってしまいます。アルブミンには血管の浸透圧を保って、血液を安定化させる働きがあります。そのアルブミンが減ってしまうことで、**血液が血管の中に保たれなくなり、お腹に水（腹水）がたまったり、むくみが出たりします。**

肝硬変にもA・B・Cの3段階がありますが、進行したB段階の肝硬変から、このような症状が出てきます。肝硬変の人の約半数が、このレベルに進んでいます。

毒出し力も弱まって脳まで病むことも

肝硬変の合併症状として、「肝性脳症」になることもあります。

肝硬変になると肝臓の解毒力も弱まるので、体の中で作られた老廃物であるアンモニアを十分に処理できなくなります。血液中にアンモニアが増えすぎ、その血液が脳に影響して脳に障害が起きるのが肝性脳症です。

肝性脳症になると、意識がなくなることがあります。血糖値の調節がうまくいかないので、食べたあとで血糖値がぐんと上がり、糖尿病にもなります。

肝性脳症の初期症状として、昼夜逆転になることがあります。

「肝硬変」にまで進むと、特に食事が大事になります。

肝硬変は薬ですぐに治る病気ではないので、自分で食事に気をつけながら、徐々に治していくしかありません。

肝硬変になると、**一般的な「バランスのとれた食事」とは違うかたちで、食事の制限が必要**です。

よくいわれているのが、「肝硬変なら、鉄分と刺激物を控える。自覚症状があれば、水分・塩分を控え、タンパク質も制限する」などの注意です。けれども、肝硬変の段階によって対処法は違います。

初期の肝硬変ならタンパク質をしっかり摂らないといけないのですが、進行してしまうと脳に悪い影響が出るので、逆にタンパク質は減らさないといけません。鉄分も控えないといけません。

肝硬変の段階によって最適な食事、水分・塩分は変わってくるので、総合的な管理が必要になります。水分も控えることがありますが、水分を減らしすぎると便が硬くなって便秘しやすくなるので、調整が難しいところです。

ですから自分で判断せず、専門医に相談しましょう。

栄養士さんも含めて、相談に乗ってくれます。肝硬変になれば、最適な対処法は一人ひとり個別で判断されるでしょう。

肝硬変になった人の食事を最適化することは、とても大事です。普通の人以上に食事には気をつけないといけないので、絶対に専門医に相談してください。

寝る前に何か食べるほうがいい

夜、特に「寝る前に食べるのはよくない」というのは、健康な人の常識です。「12時間肝臓ダイエット」も、ここまで病気が進んでいない人のための対策です。

肝硬変の人が「何も食べていない」という状態は望ましくありません。空腹になって血糖値が下がったときに、健康な人であれば肝臓が蓄えから糖質を血液に放出されます。

ところが肝硬変になった肝臓は糖質を出せないため、血糖値が下がりすぎて体の栄養分がなくなってしまうからです。

栄養不足になった体は、しかたなく筋肉を壊して、アミノ酸を栄養源にしていくのですが、それが続くとどんどん筋肉がなくなり、痩せていってしまいます。

それを防ぐために、**肝硬変の人はなるべく空腹時間を減らさないといけません。**まめに少しずつ食べることです。肝臓が調節機能を失っているので、寝る前にも少し食べたほうがいいでしょう。

「肝臓がん」にならないために、その段階でストップしよう

命に関わる肝臓の病気はいくつもあります。最たるものが肝臓がんでしょう。

肝臓がんには**「肝細胞がん」と「胆管細胞がん」の2種類があり、圧倒的に多いのは肝細胞がん**のほうです。

肝臓がんは、原因となる出発点が脂肪肝であろうと、肝炎ウイルスであろうと、あるいは自己免疫疾患であろうと、すべて次のプロセスによっておきます。

「肝臓で繰り返される慢性的な炎症」→

「肝臓の線維化」→

「肝不全（肝臓が機能しなくなる）」または「肝臓がん」

つまり、肝臓がんになる前には、脂肪肝や肝炎という病気のプロセスがあるということです。**脂肪肝や肝炎の段階で早期発見し、早期治療を行い、なんとか肝臓がんになるのを食い止めたい**ところです。

肝臓がんは、いったん治療の効果があっても、再発率がとても高いがんです。肝臓がんは慢性肝炎から起きるのですから、炎症を起こさせないこと。炎症を起こさせないためには、繰り返しになりますが、お酒の量を減らし、肥満の人は体重を落とすことです。

生活習慣病としての脂肪肝を改善することは、肝臓がんの予防になります。

「沈黙の臓器」だからこそ、日ごろのケアが大事

症状が出てからの受診では手遅れ

肝臓は沈黙の臓器ですから、肝硬変などの症状が出るのを待ってから病院へ行くのでは手遅れです。

多くの人が脂肪肝になっているにもかかわらず、それは一般的な健康診断で行われる血液検査だけではわかりません。腹部超音波検査、ＣＴ検査、ＭＲＩ検査などの「画像検査」を受けない限り、脂肪肝はわからないのです。

脂肪肝がもっとも見つかるのは、人間ドックの「超音波検査（エコー検査）」です。

エコー検査は、超音波を臓器に当てて、超音波の反射具合を画像で見るものです。反射した部分は白っぽく、反射しない部分は黒っぽく映ります。脂肪には超音波が通りにくいので、肝臓が白く見えれば脂肪肝だとわかります。

客観的な数値ではなく、画像を見た医師が「重度」「中度」「軽度」などと脂肪肝の程度を感覚的に判断します。

ただ、脂肪肝の定義は「肝臓の細胞の中に脂肪がたまっていく病気」というシンプルなものですが、どのくらいたまれば脂肪肝なのかという判断は医師にも難しいものです。

実際のところ、20～30％ぐらいの脂肪だと見落とされることもあります。エコー検査でも、見つかる脂肪肝は7割ぐらいです。

つまり100％信頼できる検査とはいえないのですが、それでも**エコー検査と血液検査を組み合わせて受ければ、ある程度はしっかり診断できます。**痛みのない簡単な検査ですので、ぜひ定期的に受けてください。

人間ドックを受けない人は「メタボ診断」を目安に

国が最低限として推奨している健康診断の血液検査ではわからず、人間ドックを受けなければならないというのは、人によっては高いハードルかもしれません。

そういう人に、一つだけ目安になるものがあります。

「メタボ診断」です。

地方自治体が実施している「特定健康診査（特定検診）」には、「メタボかどうか」を調べる項目も含まれています。

特定検診で脂肪肝を直接測ることはできません。でも、腹囲（おへその周り）を測るので、腹囲の数値が高ければ、特に男性は内臓脂肪が多いとされます。

内臓脂肪が多ければ、肝臓の中の脂肪も多いだろうと推測できるわけです。

メタボの人は脂肪肝になりやすいので、**メタボだと診断されたら、少なくとも**

予備軍だと思ってください。

肝臓は沈黙の臓器ですから、「脂肪肝」や「肝炎」でも自覚症状はほとんどありません。かなり悪くなってから初めて症状が出ます。

しかし、何度も言いますが、症状が出てから病院に行っては手遅れです。なんの症状もなくても、検診や人間ドックに行くことをおすすめします。

そして、その際にお願いしたいことがあります。検査の前だけお酒を控えるようなことはしないでください。**検査の前は、普通の生活を送ってください。**そうでないと、体の異常も、生活の問題点も見えてきません。

人間ドックで脂肪肝だと言われた人、特定健診で**メタボだと言われた人は、NASH（非アルコール性脂肪肝炎）かどうかを調べるといい**でしょう。

残念ながらNASHかどうか検査できる設備は、一部の医療機関にしかありません。脂肪肝の人はぜひ、しかるべき医療機関に行って、専門医の診察を受けてください。

肝臓を長持ちさせるには、検査で病気がないかどうかをちゃんと確認して、何かある場合にはしっかりそれを治すことが必要です。

肝臓の状態は、血液検査でわかる

健康診断で受ける血液検査に「ＡＳＴ（ＧＯＴ）」「ＡＬＴ（ＧＰＴ）」「γ－ＧＴＰ」という項目があります。

肝臓をチェックするときに参考とされる血液検査の項目の意味を、いちおう押さえておきましょう。

AST（GOT）

肝細胞に含まれる酵素です。肝臓の細胞が壊れるとＡＳＴが血液中に流れてきて、数値が高くなります。

目安として30IU／Lよりも高ければ、肝臓のダメージが疑われます。

ただし、ASTは心臓、筋肉、赤血球などにも含まれているので、心筋梗塞や筋炎でも数値は上昇します。

ALT（GPT）

肝細胞に含まれる酵素です。肝臓の細胞が壊れるとALTが血液中に流れてきて数値が高くなります。

ALTはASTと違って肝臓以外にはほとんど存在しません。つまり、数値の増減はそのまま肝臓のダメージの程度を示していると思っていいでしょう。**30〜40IU／Lよりも高ければ、要注意です。**

γ-GTP

肝臓の解毒作用に関与する酵素です。

アルコールに反応するので、「アルコール性肝障害」の指標になります。**男性は70U／Lよりも高ければ、女性は50U／Lよりも高ければ、アルコール性肝障害の可能性があります。**

ＡＬＰ

肝臓を含めて、多くの臓器に存在する酵素です。その臓器に障害があると血液中に流れてきて、数値が高くなります。特に胆道系の病気で上がることが多くあります。

ＬＤ（ＬＤＨ）

体内で糖をエネルギーに変えるのに必要な酵素です。

あらゆる臓器に存在していますが、**１２１〜２２３U／Lよりも高く、同時にＡＳＴ、ＡＬＴ、γ-ＧＴＰも高ければ、肝障害の疑いがあります。**

ＣｈＥ

肝臓で合成される酵素です。脂肪肝では数値が上がりますが、肝機能が低下していくにつれて、数値は低くなります。

総ビリルビン

肝臓に取り込まれる前のビリルビン（非水溶性）と、肝臓で水溶性になったビリルビンの合計値です。

胆石や胆管がんなどでも上がりますが、進行した肝硬変でも上昇します。

「ＡＳＴ」「ＡＬＴ」の数値はどう見ればいいのか

「ＡＳＴ（ＧＯＴ）」「ＡＬＴ（ＧＰＴ）」などの数値について紹介してきましたが、

知っておいてほしいことがあります。

それは、**ASTやALTの数値が悪いからといって、必ずしも「肝機能が悪い」とは限らない**ということです。また、原因を特定できるわけでもありません。

たとえばALTの数値は、肝臓の細胞がどれくらい壊れているかを反映していますが、数値が上がる原因は一つではありません。お酒でも、ウイルスでも、ALTは上がります。

ASTは筋肉がダメージを受けても上がるので、フルマラソンを走った翌日にでも測れば悪い数値になります。

残念ながら、こういうことをわかっていない医師もいるのが現状です。

ただし、目安はあります。

健康な人ならASTとALTはあまり変わりませんが、肝障害があるとASTよりもALTのほうが大きくなります。

さらに、**ASTでもALTでも、どちらかが30㎎／dLあれば、正常の上限だと**

見なされます。肝臓の細胞が壊れている可能性があるということです。

ＡＳＴやＡＬＴは肝細胞の中にある物質なので、それが血液の中にたくさん流れているというのは、肝臓の細胞が壊れているということです。

ただし、30㎎／dLを超えたすべての人が肝硬変になるわけではありません。そこが難しいところです。

「ＡＬＴとＡＳＴが16、γ－ＧＴＰは男性が50、女性が30を超えたら脂肪肝が始まる」と記述された本もありますが、断定はできません。

脂肪肝の人で、そこまで数値が上がっていれば注意が必要です、ということです。

γ-GTPの数値に振り回されない

お酒を飲む人の間では、よくγ-GTPが話題になります。「酒飲みほど値が高い」と思われています。

でも、実はγ-GTPが上がるメカニズムは複雑です。実際のところ、γ-GTPはいろいろな原因で上がります。γ-GTPが高い人は、正しい原因を調べておくほうがいいでしょう。

γ-GTPは解毒や代謝に関係がある酵素です。肝臓でいろいろな物質が分解されるときに、γ-GTPは肝臓の中に増えます。

いろいろな物質のなかには、もちろん「お酒」も含まれますが、それだけではありません。ですからγ-GTPは、お酒を飲みすぎたときにも上がりますが、サプリメントなどをたくさん飲んだときにも上がることがあります。

胆汁系に病気があったり、脂肪肝があったりしても上がります。胆石や胆管がんなどでも上がります。

ですから、**お酒のせいだと決めつけないほうがいい**のです。

とはいえ、お酒のせいでγ－GTPの高い人が多いことも事実です。よく飲む人でγ－GTPが高ければ、少しお酒をやめてみてください。

それでγ－GTPが下がれば、原因はお酒だと判断できます。下がらなければ、ほかの原因を疑わなければいけません。

なお、「肝臓の細胞の中でタンパク質もどんどん分解されているので、γ－GTPの高い人はプロテインを飲むといい」という説は怪しいと思ってください。

γ－GTPもALTやALPもすべて上がっていれば、肝臓に何か病気がある可能性があります。専門医のもとを訪ねて、きちんと調べてもらいましょう。

おわりに

私が医師になったちょうどその頃、C型肝炎が大きな社会問題になっていました。肝硬変や肝がんの原因になる非常に厄介な病気として、取りざたされていたのです。私のキャリアは、その研究に取り組むことからスタートしました。

本文でも触れたとおり、今ではC型肝炎を完治する薬が開発され、人類はこの病気を克服することができました。これは医学においてもっとも成功した例として取り上げられ、2020年、牽引者たちにノーベル賞が与えられました。

私の功績などは微々たるものですが、かつて大変な状況にあった患者さんたちと共に戦った人間として、今日の状況を大変好ましく思っています。

ただ、肝臓の病気がすべてなくなったわけではありません。私たち医師が治したり、防いでいかなければならない病気はまだまだたくさんあります。とりわけ、病気の予備軍である脂肪肝への取り組みと啓発は、専門医である私自身の使命だとも考えています。

肝臓は「沈黙の臓器」といわれ、ぎりぎりまで頑張る臓器です。そのため、生命維持にはとても重要な臓器にもかかわらず、なおざりにされがちです。そのような問題意識から、脂肪肝をはじめ、私たちにとってとても大切な肝機能をどう保っていくか、低下しがちな肝機能をどう上げるか、そのことについて1冊にまとめました。

本に限らず、雑誌やテレビ、インターネットなど、健康に関する情報はあふれています。しかしなかには、医師の立場から見て、疑問に思わざるを得ない情報も紛れていたりします。本書によって、少しでも正しい情報を皆さんにお届けできるように、との思いで、制作を進めてまいりました。

わかりやすさを優先したため、科学的にはやや不正確な部分もありますが、大筋では間違っていないと思います。

繰り返しになりますが、肝臓の病気はなかなか自覚症状があらわれません。ですが、脂肪肝の段階で肝臓のケアを始めて、肝機能の衰えを防いでいかなければ、肝炎や肝臓がんといった病気に進むばかりか、全身の健康維持に深刻な影響をもたらします。

最後に、第3章で紹介した「体の毒出し力」を上げるために必要なことをまとめました。すべて実践することは難しいと思います。まずはできることから一つずつでもいいので、毎日の生活に取り入れください。

いまからでも遅くはありません。健康で幸せな毎日を送るために、あなたの肝機能を高めていきましょう。

・肝機能低下が心配なら、まず12時間肝臓ダイエットをしよう
・バランスのよい食生活をする、極端な食生活はやらない
・便秘は肝臓に負担大
・運動習慣はやっぱり大切

・コレステロールはHDLとLDLをバランスがよければOK
・野菜は生で食べなくてもいい
・コーヒーを一日2~3杯飲む
・お酒は休肝日ではなく「総量規制」をする
・魚はやっぱり肝臓によい、魚のDHAは脂肪肝を予防する
・肉は適量なら食べたほうがいい、ただし脂身には気をつけよう
・肉が好きな人は、肉と魚を毎日交互に摂るように
・タンパク質はたくさん摂る。肉以外にも大豆などで摂れるので
・ビタミンEはとくに意識して摂るように
・ビタミンBとビタミンCは毎日まめに摂る
・ビタミンA、ビタミンD、ビタミンKは毎日摂らなく大丈夫
・シジミは肝臓を助けるが、摂るなら「食品」で
・ただしサプリには頼り過ぎないように注意

肝臓専門医　浅部伸一

長生きしたけりゃ
肝機能を高めなさい

発行日　2023年4月12日　第1刷

著者　浅部伸一

本書プロジェクトチーム
編集統括　柿内尚文
編集担当　小林英史
編集協力　深谷恵美、飯田みか
カバーデザイン　岩永香織（MOAI）
本文デザイン　菊池崇、櫻井淳志（ドットスタジオ）
校正　植嶋朝子

営業統括　丸山敏生
営業推進　増尾友裕、綱脇愛、桐山敦子、相澤いづみ、寺内未来子
販売促進　池田孝一郎、石井耕平、熊切絵理、菊山清佳、山口瑞穂、吉村寿美子、矢橋寛子、遠藤真知子、森田真紀、氏家和佳子
プロモーション　山田美恵、山口朋枝
講演・マネジメント事業　斎藤和佳、志水公美、程桃香

編集　栗田亘、村上芳子、大住兼正、菊地貴広、山田吉之、大西志帆、福田麻衣
メディア開発　池田剛、中山景、中村悟志、長野太介、入江翔子
管理部　八木宏之、早坂裕子、生越こずえ、本間美咲、金井昭彦
マネジメント　坂下毅
発行人　高橋克佳

発行所　株式会社アスコム

〒105-0003
東京都港区西新橋2-23-1　3東洋海事ビル
編集局　TEL：03-5425-6627
営業局　TEL：03-5425-6626　FAX：03-5425-6770

印刷・製本　中央精版印刷株式会社

Printed in Japan ISBN 978-4-7762-1276-8